61 scripts hypnotiques

Du même auteur :

Guide rapide de confiance en soi

Guide rapide d'autohypnose

Guide rapide des petites pensées à emporter

Guide rapide pour arrêter de fumer

Guide rapide anti-stress

Guide rapide de la matrice 3S

Guide rapide des fleurs de Bach

61 scripts
Hypnotiques

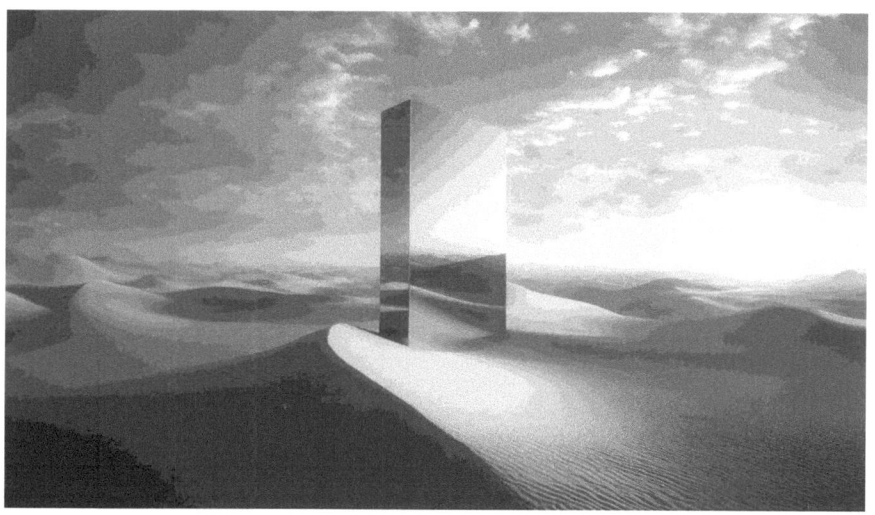

Philippe Korn

© Philippe Korn 2024
Tous droits réservés, sur tous supports

« Faites confiance à votre inconscient, cet immense magasin de solutions »

Dr. Milton H. Erickson

« Tu n'y verras clair qu'en regardant en toi.
Qui regarde à l'extérieur rêve.
Qui regarde en lui-même s'éveille »

Carl Gustav Jung

Sommaire :

Introduction   page 11
Hypnose, généralités   page 15
Les 11 inductions   page 21
Les 61 scripts   page 57
Les mp3   page 407
Crédits images   page 411
Index   page 415

Introduction

Bonjour,

Encore une fois, merci de me retrouver dans ce livre qui s'inscrit en partie comme une suite au « guide rapide d'autohypnose» que j'ai publié en 2019.

En premier lieu, il s'adresse à tous ceux qui souhaitent avancer dans leur développement personnel au moyen de ce puissant outil qu'est la pratique de l'autohypnose.
Au travers de ces scripts, ils pourront trouver des séances « clés en main » afin de travailler sur des problématiques concrètes pour progresser vers plus de bien-être.

Mais ces pages pourront aussi inspirer des professionnels impliqués dans les thérapies brèves ou le coaching, par exemple.

L'ensemble de ce que vous allez trouver ici est à considérer comme des propositions, des structures de base, que vous pouvez largement adapter à votre cas spécifique.

Après avoir refait un détour par les généralités concernant l'hypnose, je vous propose quelques inductions hypnotiques génériques, puis, dans la troisième partie, les soixante et un scripts commentés.

Je souhaite que cet ouvrage vous inspire, ou pourquoi pas, qu'il vous guérisse.

Philippe Korn

L'hypnose, généralités

Connue depuis l'antiquité, l'état hypnotique a déjà été utilisé dans l'Egypte ancienne comme soin psychique.
À notre époque, son usage se diffuse largement, dans les cabinets d'hypnothérapie mais aussi dans les hôpitaux, et il est dorénavant plutôt facile d'y avoir accès.

Cet outil a prouvé son utilité pour toutes les difficultés qui à un moment « passent par la tête », entendez par là les névroses, les troubles de la personnalité, incluant les phobies, les troubles relationnels, les insomnies, le stress, les angoisses, certaines douleurs, certaines addictions, le deuil, le manque de confiance en soi, etc.

Il existe de nombreuses manières de pratiquer l'hypnose. La plus répandue actuellement est l'hypnose dite « ericksonienne » car largement inspirée des travaux du Dr Milton H. Erickson[1].

Celui-ci considérait que chaque individu possède des solutions à ses problèmes à l'intérieur de lui-même, et que l'hypnose va l'aider à les découvrir.
L'induction hypnotique vise ainsi à atteindre un état de conscience modifié où le patient est profondément détendu mais reste actif et participatif.
Il s'agit donc d'une approche flexible et respectueuse du client, centrée sur l'idée que chacun a les capacités de trouver des solutions en lui-même.

Elle se distingue par l'utilisation de la communication indirecte,

---
[1] Psychiatre américain 1901-1980

des métaphores et une approche personnalisée pour chaque individu.

Ce principe va vous permettre de mieux comprendre certaines tournures des scripts que vous allez découvrir.

L'idée maîtresse est donc de rentrer dans cet état modifié de conscience en permettant à notre cerveau de « décrocher » le temps de la séance, pour sortir de toute démarche analytique, de laisser le mental se reposer, afin de laisser la partie inconsciente de notre esprit s'ouvrir à des suggestions de changement bénéfique.

L'état d'hypnose est tout simplement un état physiologique naturel de notre cerveau, situé entre l'état de conscience ordinaire et le sommeil. C'est cet entre-deux que vous rencontrez parfois, lorsque votre esprit « décroche » pendant une conversation peu intéressante, ou lorsque vous tombez en panne au milieu d'une page à la lecture d'un texte, l'esprit vide.
Bref, l'état d'hypnose, c'est comme on dit : « Être dans la lune ».

Comme je vous l'ai dit plus haut, cet état de transe[2] va nous permettre d'intégrer, au niveau de notre inconscient, des suggestions de changements bénéfiques, car nous nous retrouvons alors plus sensibles, plus suggestibles, plus créatifs. Ces suggestions seront alors ancrées plus en profondeur dans notre esprit, où elles pourront s'exprimer avec plus de force.

---

[2] Sensation provisoire de dépersonnalisation, d'être hors du monde réel.

Vous comprenez donc que la pratique de l'hypnose est accessible à tous.

L'idée d'être « réceptif » ou non est un faux problème puisqu'il suffit d'avoir un cerveau pour connaître l'état d'hypnose.

Il s'agit plutôt d'être en confiance ou non avec la personne qui va vous hypnotiser : la seule restriction sera votre refus de vous laisser hypnotiser. En effet, si votre esprit est braqué contre cette pratique ou contre le praticien, alors rien ne se passera.

La seule réelle différence entre les individus est en fait le temps nécessaire à rentrer en transe.

Pour certains, il suffira de 5 ou 10 secondes, pour d'autres, 20 minutes seront nécessaires.

Il appartient donc au praticien qui s'occupe de vous de connaître suffisamment bien son job pour y arriver.

Un professionnel trouvera dans ce livre des pistes pour orienter ses séances, ou pourra utiliser les scripts tels qu'ils sont rédigés selon son degré d'inspiration[3].

Pour les particuliers qui souhaitent pratiquer seuls la méditation ou l'autohypnose, je vous donne encore plus loin des indications pour une utilisation optimale de ces scénarios.

*

---

[3] Avouons-le, on a tous des moments sans.

L'hypnose n'est pas indiquée pour les personnes souffrant de troubles psychotiques, ni pour celles utilisant des substances qui modifient profondément le psychisme (drogues, etc.). L'hypnose ne doit pas non plus se substituer à la médecine classique.

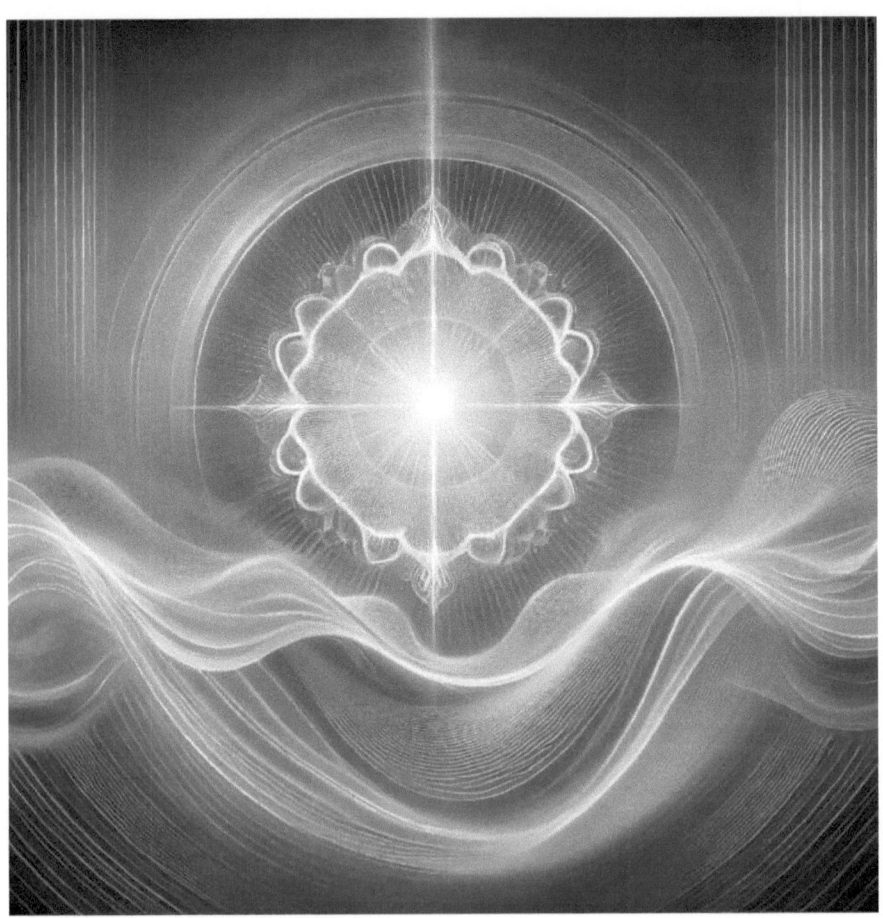

Les inductions

L'induction est la partie de la séance durant laquelle on glisse dans l'état d'hypnose.
Nous avons vu précédemment que sa durée peut largement varier d'une personne à l'autre.

Il existe plusieurs dizaines de façons de faire. Certaines inductions nécessitent de toucher le front, la main, un bras, d'autres utilisent des confusions ou des sons. Parfois, c'est un parfum, une musique ou un geste qui vous permettra d'entrer en transe.
J'ai choisi ici des versions assez classiques uniquement orientées vers la détente.

Les exemples qui suivent peuvent donc être considérablement raccourcis ou au contraire allongés, selon votre ressenti, mais n'hésitez pas à en faire un peu trop : au pire, ce sera relaxant.

Comme pour tous les textes que je vous propose dans ce livre, sentez-vous libre de les adapter en fonction de votre vocabulaire, de vos habitudes, de vos besoins.

Pour une meilleure connaissance de la pratique de l'autohypnose, je vous suggère la lecture de mon livre « le guide rapide d'autohypnose », mais je vais cependant vous rappeler ici les fondamentaux :

- Soyez doux et généreux envers vous-même.
- Offrez-vous le temps nécessaire à votre séance.
- Soyez au clair avec votre objectif, avec le souci que vous souhaitez régler.

- Utiliser un vocabulaire qui vous correspond.
- Laissez libre cours à votre imagination.
- Parlez lentement et calmement, comme si vous vous adressiez à un petit enfant.
- La séance doit être un moment de détente, positif et régénérant.
- Lâchez prise.
- N'hésitez pas à répéter une séance qui vous plaît pour qu'elle soit efficace. Un problème met souvent des années à s'installer, alors acceptez que plusieurs jours soient nécessaires pour s'en débarrasser.

En général, la phase d'induction va essayer, pour schématiser, de nous perdre en route.
Je veux dire par là que le tempo lent, la répétition de certaines phrases, les énumérations longues et ennuyeuses vont faire en sorte que notre cerveau se lasse et qu'ainsi il se mette en veille. Il va alors laisser libre cours à notre inconscient de se manifester et de participer activement à la séance.

En pratique, je vous propose de choisir une induction qui vous plaît parmi les exemples qui suivent, et vous enchaînerez directement avec le script qui vous concerne. Vous pouvez aussi les mixer entre elles, ou bien entendu, en inventer à votre image : utilisez un souvenir agréable, une sensation exaltante ressentie durant vos loisirs, etc.

*

En général, la séance d'autohypnose est un discours interne introspectif, mais puisque nous avons tous maintenant des smartphones, le plus simple sera de vous enregistrer. Ainsi, vous pourrez profiter de la séance sans stress ou sans avoir de souci de cohérence, et cette séance restera disponible pour une écoute ultérieure.

*

Les « … » indiquent une petite pause d'une ou deux secondes nécessaires à votre esprit pour mieux assimiler.

*

L'escalier

"Je vais te demander de te concentrer doucement sur ta respiration...

Chaque inspiration...

Chaque expiration...

Et de laisser ton corps...

Se détendre...

Plus profondément à chaque souffle...

Prends le temps... de sentir comment chaque respiration te permet de... te relâcher...

Un peu plus...

Lentement...

Doucement..."

(Visualisation)

"Maintenant... imagine un escalier devant toi...

Un escalier magnifique... avec dix marches...

Et chaque marche te mène vers un état...

De calme... plus profond...

Et je vais compter avec toi... une marche à la fois...

Lorsque tu seras prêt... tu pourras commencer à descendre cet escalier... doucement... "

(Approfondissement)

"À chaque marche que tu descends... remarque comment ton corps devient... plus lourd...

(Comptez)

10... Et plus léger en même temps...

9... Plus détendu...

8... Continue à descendre... dans la détente... Lentement...

Une marche après l'autre...

7... Pour te relaxer encore... encore plus...

6... Et à chaque pas, laisse aller... toutes les tensions... Pour accentuer... le bien-être...

5... Et tu descends encore plus... dans la détente...

4... Tu peux ressentir cette délicieuse... relaxation

3... Une relaxation... qui se diffuse dans tout le corps...

2... Tu es presque au bas de l'escalier... Et quand tu atteindras la dernière marche... tu seras complètement... Détendu..."

1... La détente... est totale... et profonde...

(Final)

"Arrivé au bas de l'escalier, prends un moment pour apprécier...

Ce calme...

Ce confort...

Et laisse-toi simplement... flotter...

Dans cet état de bien-être.. profond...

Sachant que tu peux revenir ici chaque fois que tu en ressens le besoin..."

*

L'escalier peut compter 5 marches, ou 10, ou 12, ou 20 selon votre envie ou votre besoin, et toujours ajouter des suggestions en rapport avec la détente, le bien-être ou le sommeil.

La plage

"Ferme doucement les yeux et concentre-toi sur ta respiration...

Prends une profonde inspiration...

Et laisse-la sortir lentement...

Tout en laissant ton corps se relâcher...

À chaque souffle...

Tu peux observer comme l'air glisse par le nez et remplit les poumons...

Pour ressortir un peu plus tiède... par les narines...

Observe simplement ce va-et-vient de l'air...

Comme il... te berce... lentement...

Pour t'aider à... te détendre..."

(Visualisation)

"Imagine maintenant que tu te trouves sur une plage tranquille...

Le sable est chaud sous tes pieds...

Et tu peux entendre le doux bruit des vagues...

Tu marches lentement le long de cette plage... sentant la brise légère sur ton visage...

Tu peux observer un magnifique ciel bleu... sans aucun nuage...

Tu sens le doux parfum de l'océan,

Un vent chaud caresse ton visage...

Et tu es bien...

Tellement bien..."

(Approfondissement)

"À chaque pas que tu fais dans le sable... sens comment le stress et les tensions de la journée sont emportés... par les vagues...

Avec chaque vague qui vient et repart...

Tu te sens plus détendu...

Plus serein...

Laisse ton esprit dériver doucement...

Comme un bateau flottant sur une mer calme..."

(Final)

"Lorsque tu es prêt... trouve un endroit confortable sur cette plage...

Tu peux t'asseoir... ou t'allonger, si tu veux...

Et laisse la chaleur du soleil... te réchauffer... doucement...

Sent cette sérénité... s'infiltrer dans chaque partie de ton être...

Reste là aussi longtemps que tu le souhaites...

Totalement... calme... parfaitement... dé-ten-du..."

*

Pour allonger cette induction, il est possible d'ajouter de nombreux détails au paysage, par exemple « un oiseau plane majestueusement dans le ciel » ou « au loin, tu entends le bruit de ce vent doux dans les palmiers » et toujours des suggestions de bien-être « et tu te sens bien, calme... et serein... »

La montgolfière

"Prends quelques respirations profondes...

Sens ton corps se relâcher avec chaque expiration...

Et permets-toi de te laisser aller...

Lentement...

Doucement...

Paisiblement..."

(Visualisation)

"Imagine maintenant que tu fais une balade dans la campagne... sous un magnifique ciel bleu...

Tu peux observer cette magnifique nature partout autour de toi... une nature... paisible... et généreuse...

Tu sens le doux parfum des fleurs... un vent doux sur ta peau... tu entends le chant des oiseaux...

Avec chaque pas... tu ressens la tranquillité de cet endroit...

Laisse-toi gagner par la tranquillité de ce lieu...

Ressens cette paix... partout autour de toi...

Tout est serein... calme... relaxant...

Au détour du chemin... tu vois dans un pré une montgolfière...

Elle est là... seule... prête à décoller...

Alors c'est un parfait moment pour de nouvelles expériences...

Alors sans hésiter... tu montes dans cette montgolfière...

Elle commence alors à s'élever en toute sécurité... doucement... lentement...

Laisse-toi porter par ce mouvement... en te sentant de plus en plus léger...

Tandis que tu montes plus haut dans le ciel..."

(Approfondissement)

"En montant, remarque comment tout ce qui te pesait s'éloigne...

Tout devient de plus en plus petit... petit... tout petit...

Jusqu'à ce que tout cela disparaisse...

Et que tu te sentes complètement... Libre...

Flottant dans cet espace infini... de tranquillité...

Où rien d'autre n'existe que ce sentiment de légèreté... et de liberté..."

(Final)

"À ce point... permets-toi de simplement flotter... dans cet état de calme...

De paix...

Et de sérénité...

Profite de ce moment...

Aussi longtemps que tu le souhaites...

Pour te laisser bercer... par les doux mouvements de la nacelle ...

Pour te relaxer...

Encore plus...

Avant de redescendre lentement...

En gardant en toi ce sentiment de paix et de légèreté..."

*

La partie de l'approfondissement qui dit « remarque comment tout ce qui te pesait s'éloigne » peut déjà être considéré comme une métaphore thérapeutique générale afin de se soulager des soucis.

Un autre exemple est la fameuse suggestion générale d'Émile Coué : « De jour en jour et à tout point de vue, je vais de mieux en mieux ».
N'hésitez pas à en abuser.

La cascade

"Ferme les yeux...

Et commence à te concentrer sur ta respiration... chaque inspiration...

Chaque expiration...

Te relaxant un peu plus...

À chaque souffle...

Alors laisse la respiration devenir encore plus... calme...

Pour t'aider à... te détendre... de plus en plus...

Te détendre... profondément..."

(Visualisation)

"Imagine maintenant que tu te trouves dans une forêt paisible...

Et tu entends le doux murmure d'une cascade à proximité...

Tu te diriges lentement vers cette cascade...

Chaque pas te rapprochant d'un état... de calme profond..."

(Approfondissement)

"Lorsque tu arrives près de la cascade... tu remarques une petite grotte derrière le rideau d'eau...

Tu te diriges doucement vers cette grotte...

Et lorsque tu entres, tu sens une vague... de paix...

Et de tranquillité t'envahir...

L'eau coule devant toi... emportant avec elle toutes les tensions... tous les soucis..."

(Final)

"Installe-toi dans cette grotte... où le bruit de la cascade devient un murmure... apaisant...

Et laisse-toi bercer... par ce son...

Permets à cette paix... de se diffuser en toi...

Te remplissant de... sérénité...

Reste ici aussi longtemps que tu le souhaites...

Pour te... relaxer

Te relaxer... encore plus."

*

Une séance peut être uniquement composée de ce genre d'induction, pour laquelle on développe la situation suggérée. Par exemple, ici, on peut développer la sensation de sécurité et de paix derrière le rideau d'eau, intensifier la sensation de fraîcheur qui soulage de tous les maux, évoquer l'eau qui emporte toutes les contrariétés, etc.

Puis pour conclure, on ressort de derrière la cascade, en plein forme, confiant et déterminé.

Le jardin

"Prends une profonde respiration...

Et en expirant... laisse ton corps...

Se détendre...

De plus en plus...

Avec chaque expiration...

Ressens ce bien-être... qui s'installe...

Cette détente...

Qui s'approfondit encore... et encore..."

(Visualisation)

"Maintenant...

Tu peux imaginer un magnifique jardin...

C'est ton jardin...

Ton jardin secret...

Un endroit où tu te sens complètement en sécurité...

Et en paix...

Tu ouvres la grille pour entrer dans ce jardin...

Et dès que tu passes le seuil...

Une délicieuse sensation... de calme... t'envahit...

Alors laisse... ce calme... se diffuser en toi...

Ressens... ce bien-être...

Cette détente... profonde..."

(Approfondissement)

"Tu explores ce jardin... remarquant chaque détail... les couleurs... les parfums...

Chaque pas que tu fais te détend... encore plus...

Et à chaque instant... tu te sens plus connecté à ce lieu... tranquille... serein...

Un endroit où tout est parfait...

Où tu te sens complètement... toi-même...

Calme... et serein..."

(Final)

"Trouve un endroit dans ce jardin pour t'asseoir... ou t'allonger...

Permets-toi de simplement être...

De savourer ce moment de... tranquillité...

Et sache que tu peux revenir ici à tout moment, simplement en fermant les yeux...

Et en te concentrant sur ce sentiment...

De paix...

Ressens la force tranquille... de la terre sous toi...

La légèreté de l'air qui t'entoure... avec douceur...

Cette ambiance... paisible

Relaxante... qui t'enveloppe de bien-être"

La montagne

"Ferme les yeux doucement...

Et commence par prendre quelques respirations profondes...

Et laisse ton corps... se relâcher...

À chaque expiration, profite... de ce relâchement...

De cette relaxation... qui grandit...

Laisse... la détente... s'installer doucement...

Laisse... la sérénité... s'installer..."

(Visualisation)

"Tu peux maintenant imaginer que tu te trouves dans un endroit magnifique…

Au pied d'une montagne majestueuse…

C'est une montagne spéciale…

Où chaque pas que tu fais vers le sommet te mène vers un état de…

Calme profond…

Alors commence à gravir cette montagne… doucement…

À ton rythme…

Sans te presser…"

(Approfondissement)

"À chaque pas… tu te sens plus… léger…

Plus… détendu…

Le vent doux sur ton visage… et la vue magnifique t'accompagnent…

Chaque respiration devient plus facile…

Et à mesure que tu montes… tu te sens plus… calme, plus en paix… avec toi-même…

C'est avec l'esprit libre… et le cœur léger… que tu progresses…

En ressentant comme… la détente s'accentue… à chaque pas…

Tu es de plus en plus...

Détendu...

Relaxé..."

(Final)

"Lorsque tu atteins enfin le sommet... prends un moment pour admirer la vue...

Laisse ce sentiment... de paix...

Et de clarté... t'envahir...

Sens-toi ancré dans ce moment...

Dans ce moment paisible...

Serein...

Tellement loin du quotidien...

Et sache que cet état... de calme... est toujours accessible... même lorsque tu redescendras de cette montagne..."

Le body scan

« Installez-vous confortablement...

Prenez un moment pour trouver une position où vous vous sentez... à l'aise...

Permettez à votre corps de… se détendre naturellement…

Prenez une profonde inspiration… en laissant l'air remplir vos poumons… puis expirez lentement… en relâchant… toutes les tensions… qui pourraient encore être présentes…

Prenez encore une autre grande respiration… et à chaque expiration… imaginez que votre corps devient… de plus en plus lourd… très lourd… se laissant aller… dans une relaxation… douce et profonde…

Pendant que vous continuez à respirer… calmement… portez votre attention sur les sensations dans vos pieds…

Remarquez le contact de vos pieds avec le sol ou la surface sur laquelle ils… reposent…

Imaginez que, à chaque respiration, vos pieds deviennent de plus en plus… lourds… qu'ils se détendent… profondément… de plus en plus…

Cette sensation… de détente… commence à monter lentement… dans vos chevilles… vos mollets… vos genoux… Ressentez chaque muscle qui… se détend… se relâche… complètement…

Continuez à monter le long de votre corps…

Vos cuisses se relâchent…

Vos hanches deviennent de plus en plus… lourdes… Votre abdomen… votre poitrine… se détendent, permettant à votre respiration de devenir encore plus fluide...plus lente... Encore plus... apaisante...

Vos épaules s'affaissent... doucement... libérant tout le poids que vous portez... relâchant toutes les tensions...

Vos bras... vos mains deviennent... lourds... très lourds... d'une lourdeur... rassurante... et agréable...

Tout comme vos jambes... jusqu'à ce que vos bras et... tout votre corps, soit complètement... détendu...

Votre cou... votre mâchoire... et même les muscles autour de vos yeux... se détendent... et c'est même tout le visage qui peut complètement se ... relâcher... maintenant...

Et vous vous enfoncez... de plus en plus profondément... dans un état... de relaxation... une relaxation... profonde... et agréable... »

« Et maintenant que votre corps est complètement... détendu, laissez votre esprit... dériver... »

*

Si une certaine littérature préconise des étapes formelles à une séance d'hypnose, je vous propose de laisser libre cours à votre imagination.
Vous pouvez déjà glisser des suggestions de guérison lors de l'induction, n'utiliser qu'un décompte très long (sur 30 ou 50 !), répéter des étapes, ou même un simple mot (cette détente, une délicieuse détente, une détente qui s'approfondit

encore, etc.), ou encore mixer ces inductions, par exemple un body scan, suivi d'un escalier. Bref, faites confiance à votre intuition et à votre inspiration du moment.

Respiration profonde et lenteur du temps

Installe-toi dans un endroit où tu te sens à l'aise… en prenant le temps de trouver une position qui te semble la plus confortable… Laisse ton corps… se détendre… progressivement… peut-être en ajustant légèrement ta posture pour que chaque partie de toi trouve son point d'équilibre… ce lieu de confort naturel…

Commence par prendre une profonde inspiration… remplissant tes poumons d'air frais… et à chaque expiration… permets à ton corps… de relâcher les tensions accumulées… Peut-être ressens-tu déjà un léger relâchement… dans tes épaules… un sentiment de tranquillité… qui commence à s'installer…

À chaque inspiration… tu peux imaginer que tu fais entrer en toi une énergie… apaisante… une lumière douce… qui se propage lentement… dans tout ton corps…

Et à chaque expiration… imagine que cette lumière emporte avec elle toute la fatigue… toutes les tensions… tout ce qui te pèse… s'en va…

Maintenant... porte ton attention sur le rythme naturel de ta respiration... Sens comment ton souffle devient de plus en plus régulier... comme une vague douce... qui monte... et descend... tranquillement... à son propre rythme...

Cette vague t'emmène vers un état... de calme... profond... un état où le temps semble... ralentir...

Imagine maintenant que le temps s'étire... qu'il ralentit... comme si chaque seconde durait... plus longtemps... te laissant tout le temps dont tu as besoin pour... te détendre... pour te laisser aller... complètement...

Tu peux même imaginer que les aiguilles des horloges... ralentissent... se déplaçant de plus en plus lentement... jusqu'à ce que le temps lui-même devienne presque... immobile...

À mesure que le temps... ralentit... ton corps... se détend... de plus en plus profondément... Chaque battement de ton cœur devient un rappel de cette tranquillité... de ce calme... qui s'installe en toi... Tu n'as rien à faire... rien à penser... juste à être ici... dans ce moment... dans cet état de... relaxation profonde...

Ressens comment ton corps devient... plus lourd... plus ancré... dans cet état... de calme... Tes pieds, tes jambes, ton torse, tes bras... tout ton corps... se laisse aller... dans cette sensation... de lenteur... de tranquillité...

Et plus tu te laisses aller… plus tu te rends compte que tu entres dans un état de… détente… encore plus profond… où chaque souffle t'amène plus loin… plus profondément… dans cette délicieuse… relaxation…

Tu peux même imaginer que chaque partie de ton corps devient… un peu plus lourde… à chaque expiration… comme si cette… lourdeur… était une partie naturelle de… cette tranquillité…

Ta tête repose lourdement… ton cou… se relâche… tes épaules tombent… et tout ton corps… se laisse aller… dans ce moment… de paix… totale…

Chaque minute qui passe te permet de t'enfoncer encore plus profondément dans cet état de… relaxation… Il n'y a rien à forcer… rien à accélérer… juste à permettre à ton corps… et à ton esprit… de

ra-len-tir… de se détendre… et de profiter de ce moment où… tout est calme… tout est tranquille…

Reste ici… dans cette sensation de lenteur… de tranquillité… et laisse-toi guider par cette vague douce… qui te porte vers une… détente… toujours plus profonde… toujours plus… apaisante…

Les sensations corporelles subtiles

Prends le temps de t'installer dans une position confortable… que ce soit assis ou allongé.

Commence par fermer les yeux doucement… en te concentrant sur les sensations que tu ressens dans ton corps… Permets-toi de remarquer chaque petit détail… chaque contact… chaque sensation qui émerge…

Prends une profonde inspiration… et à l'expiration, permets à ton corps… de se relâcher… un peu plus… Continue à respirer tranquillement… en laissant chaque souffle t'amener un peu plus loin… dans cet état de… détente…

Je voudrais maintenant que tu portes ton attention sur les sensations subtiles dans ton corps… Peut-être peux-tu ressentir le poids de tes vêtements sur ta peau… le contact de la surface sur laquelle tu es assis ou allongé… Sens la pression exercée sur ton dos… tes cuisses… tes bras… et observe comment cette pression change… doucement… au fur et à mesure que… tu te détends…

Prête attention à la température de l'air sur ta peau… Est-elle fraîche… ou tiède…

Peut-être peux-tu même sentir de légères variations de température sur différentes parties de ton corps… comme un courant d'air qui passe doucement… presque imperceptible…

Concentre-toi maintenant sur tes mains... Remarque comment... elles reposent... peut-être sur tes cuisses ou à tes côtés... Sens leur poids..., et imagine que ce poids devient de plus en plus... lourd... à mesure que... tu te détends...

Peut-être ressens-tu une légère chaleur dans tes paumes...

ou une sensation de picotement dans tes doigts...

Laisse ton esprit explorer ces sensations... en prenant tout le temps nécessaire... pour les ressentir... pleinement... Remarque comment chaque partie de ton corps commence à... se relâcher... à se détendre... à se laisser aller... dans cette sensation... de calme...

Tu peux maintenant déplacer ton attention vers tes pieds... Sens leur contact sur la surface sur laquelle... ils reposent... Remarque la pression... la chaleur... et permets à tes pieds de... se détendre... complètement... comme s'ils devenaient... lourds... ancrés dans le sol...

À mesure que tu te concentres sur ces sensations subtiles... tu peux sentir ton corps devenir... de plus en plus... dé-ten-du... comme si chaque partie de toi... se relâchait... un peu plus... avec chaque respiration... Ton dos s'assouplit... ta poitrine... se libère... ton ventre devient... calme... et tranquille.

Permets à cette détente... de se propager... lentement... doucement... de la tête aux pieds... et des pieds à la tête... Chaque muscle... chaque nerf... chaque fibre de ton corps entre dans un état de... relaxation... profonde... un état où tu peux... te laisser aller... complètement...

Tu es ici... dans ce moment présent... totalement connecté à ton corps... à chaque sensation... et tu te laisses aller... dans cet état... de relaxation... profonde... où chaque souffle te porte un peu plus loin... un peu plus profondément... vers un état de... calme... absolu...

Reste ici aussi longtemps que tu en as besoin... en explorant ces sensations subtiles... en permettant à ton corps et à ton esprit de... se relâcher... complètement... de s'apaiser... de se détendre... encore plus...

Le voyage intérieur des couleurs

Assieds-toi ou allonge-toi confortablement... en prenant le temps de trouver une position où tu te sens bien... détendu... Prends une profonde inspiration... et à l'expiration... permets à chaque muscle de ton corps de... se relâcher... de s'apaiser...

Continue à respirer doucement… calmement… en laissant chaque souffle t'amener un peu plus loin dans cet état… de détente…

Je voudrais maintenant que tu imagines une couleur… une couleur qui te parle… qui te rassure… qui t'apporte un sentiment… de paix… et de tranquillité… Peut-être est-ce une couleur que tu aimes particulièrement… ou simplement une teinte qui te vient à l'esprit en ce moment… Prends le temps de visualiser cette couleur… de la ressentir pleinement…

Cette couleur… tu peux l'imaginer se répandre doucement en toi… comme une lumière douce… qui commence à remplir ton esprit… Laisse cette lumière colorée se diffuser lentement… d'abord dans la tête… puis… dans tout le corps…

Commence par la tête… où cette lumière colorée commence à… apaiser le front… les tempes… le cuir chevelu… Sens comment cette couleur calme… chaque partie du visage… relaxant les yeux… la mâchoire… le cou… Toute tension qui pourrait être là commence à s'évanouir… remplacée par cette lumière… apaisante…

Ensuite… cette lumière colorée descend dans les épaules… les rendant… lourdes… relâchées… totalement… dé-ten-dues… Elle se propage ensuite dans les bras… lentement… jusqu'au bout des doigts… apportant avec elle une douce chaleur… une sensation de… confort… profond…

Laisse cette couleur continuer à descendre dans la poitrine… la colonne vertébrale… apaisant chaque muscle… chaque nerf… chaque organe…

Le cœur bat… calmement… le souffle est régulier… et cette lumière colorée remplit maintenant tout le torse… pour y apporter un sentiment de… paix… profonde…

Elle descend encore… vers le ventre… calmant et apaisant chaque partie… chaque organe…

L'estomac… les intestins… tous les organes… se calment… se détendent… se relâchent… sous l'effet apaisant de cette lumière…

La lumière continue de descendre… de se propager dans les jambes… les cuisses… les genoux… jusqu'aux pieds…

À chaque endroit où elle passe… elle apporte une… détente… encore plus profonde… une paix intérieure… totale… les jambes deviennent… lourdes… totalement relâchées… ancrées dans cette sensation… de calme…

Maintenant que cette couleur t'a complètement enveloppé… que cette lumière douce… remplit chaque partie de toi… sens comment tu es en train de t'immerger dans un état… de relaxation… profonde… Cette lumière devient une partie de toi… une source de tranquillité… de confort… qui te guide vers un état… de paix… totale…

Chaque respiration que tu prends... te permet de te plonger encore plus profondément dans cet état... de détente... où rien ne peut te déranger... où tout est calme... tout est... serein... Cette lumière, cette couleur, est maintenant ton guide... t'amenant vers un endroit de calme absolu... où tu peux te laisser aller... complètement...

Reste ici... dans cette lumière apaisante... dans cette couleur douce... aussi longtemps que tu en as besoin... en te laissant immerger dans cette sensation... de paix... et de tranquillité...

Lâcher-prise progressif

Installe-toi confortablement dans une position qui te semble la plus agréable...

Commence par prendre une grande respiration, et en expirant, permets à ton corps de relâcher toutes les tensions de la journée...

Prends encore une grande inspiration, et à chaque expiration, sens comment tu te laisses aller... un peu plus...

Imagine maintenant que tu tiens dans chaque main un petit poids... Ces poids ne sont pas très lourds... mais ils demandent un léger effort pour être tenus... Sens le contact de ces poids dans tes mains... leur texture... leur poids.

À chaque respiration, ces poids semblent devenir un peu plus lourds... Tes doigts commencent à se... détendre... et tu remarques que tes mains veulent... relâcher leur prise... se laisser aller... Permets-toi de laisser ces poids glisser lentement de tes mains... sans effort... simplement en laissant faire...

À mesure que tu relâches ces poids... tu ressens comment les mains deviennent... plus légères... comment les bras... se détendent... encore plus profondément... Cette sensation de relâchement... commence à se propager dans tout le corps... du bout des doigts... jusqu'aux orteils...

Chaque partie du corps commence à... se relâcher... à se détendre... à se laisser aller... Les épaules tombent un peu plus... le dos... se relâche... la nuque devient souple... détendue...

Le visage se décrispe... la mâchoire... se détend... et cette détente... se propage... de plus en plus profondément...

Imagine maintenant que tu es entouré de petites boîtes... dans lesquelles tu peux ranger toutes les pensées... toutes les préoccupations... toutes les peurs que tu pourrais avoir... Ces boîtes sont là pour garder à leur place tout ce qui pourrait te déranger… tout ce dont tu n'as pas besoin en ce moment…

Prends le temps de ranger chaque pensée… chaque souci… dans ces boîtes… Une à une… chaque peur disparaît… chaque préoccupation est mise de côté… bien rangée… là où elle ne peut plus te déranger…

À chaque pensée que tu ranges… à chaque peur que tu mets de côté… tu ressens comment ton esprit devient… plus clair… plus léger… plus libre… Tout le corps se détend… encore plus profondément… sachant que rien ne peut maintenant troubler… cette tranquillité…

À chaque respiration… laisse le corps… se relâcher… encore plus… laisse le glisser dans cet état… de calme… Chaque partie de toi est maintenant complètement… détendue… complètement… relâchée… comme si tout ton être se laissait porter par cette vague… de calme… de tranquillité…

Tu peux restes ici… dans cet état… de relaxation profonde… en sachant que tout est bien rangé… à sa place… et que tu peux maintenant… te laisser aller… dans ce moment… de paix… totale…

Relaxation profonde et consciente

Installe-toi dans une position confortable, en prenant le temps de bien t'installer... de t'ajuster... de te détendre...

Prends une profonde inspiration, puis laisse l'air s'échapper lentement... en te concentrant sur cette sensation... de relâchement... qui commence à se répandre dans tout le corps...

Je vais te demander de... fermer les yeux... et en fermant les yeux... porte toute ton attention sur les muscles autour des yeux... Commence à... détendre ces muscles... si bien qu'ils deviennent complètement... relâchés... comme s'ils étaient tellement relâchés... qu'il leur serait... impossible de bouger....

Prends un moment pour bien... détendre ces muscles... en laissant... cette relaxation... s'intensifier... encore plus... Et quand tu es sûr qu'ils sont... totalement... détendus... essaie de les ouvrir... juste pour constater qu'ils restent fermés... Quand tu es convaincu qu'ils ne s'ouvriront pas... arrête d'essayer... et permets à cette relaxation... de se propager dans tout le visage... sur le cou... sur les épaules...

Maintenant... je vais compter de 1 à 3... et à 3... cette sensation... de relaxation... va se multiplier... se propager encore plus profondément... dans tout le corps...

Un… tu sens… cette détente… commencer à grandir. Deux… elle se diffuse dans tout le corps…

Et trois… tu es maintenant encore plus profondément… relaxé…

Porte maintenant ton attention sur le bras droit… Ressens comme le bras devient de plus en plus… lourd… à chaque respiration… Plus tu te concentres, plus il devient… lourd… comme s'il était fait de plomb… totalement… détendu…

Essaie maintenant de lever ce bras… et remarque à quel point il est devenu… lourd… difficile à bouger… très lourd… Quand tu es sûr qu'il est complètement détendu… tu peux arrêter d'essayer… et laisser cette lourdeur… se propager dans tout le corps…

Cette lourdeur… cette relaxation… se diffuse maintenant dans l'autre bras… dans le torse… dans les jambes… Tout le corps devient lourd… très lourd… de plus en plus… lourd… totalement… détendu… comme si tu étais enfoncé dans cette sensation… de calme… de tranquillité…

Je vais compter à nouveau de 1 à 3… et à chaque chiffre… tu t'enfonceras encore plus profondément dans cet état… de relaxation… encore plus agréable… encore plus… apaisant…

Un… tu sens tout le corps s'alourdir… encore plus…

Deux… ton esprit devient… de plus en plus… calme… de plus en plus… tranquille…

Trois… tu es maintenant dans un état… de relaxation… si profonde que plus rien ne peut te déranger…

Tu es maintenant dans cet état délicieux… où chaque mot que tu entends t'emmène encore plus profondément… dans cette sensation… de calme… de paix… Ton esprit est totalement… calme… et tu sais que cet état… de relaxation… profonde… est là pour toi… chaque fois que tu en as besoin….

Les 61 scripts

Une jeune femme est récemment venue me voir en m'expliquant qu'elle souffre d'écoanxiété. Elle me dit que la fragilité des choses de notre vie et de notre environnement l'angoisse, que finalement tout est susceptible de disparaître brutalement, et que cette idée la stresse.
En approfondissant l'anamnèse[4], elle s'effondre en larmes au moment d'évoquer le récent divorce de ses parents. Elle dit avoir été bouleversée par ce qu'elle a ressenti comme des mensonges et des trahisons.
On peut considérer qu'en effet, sa vie, et ce qu'elle prenait pour une vérité établie, étaient fragiles et ont fini par voler en éclats, et que l'écoanxiété en était juste… Un écho.
Si je vous raconte cela, c'est pour insister sur l'importance d'avoir recours à une aide professionnelle lorsque c'est possible.
Il est, en effet, facile de s'égarer lorsque nous réfléchissons à nos propres difficultés.

Maintenant, il existe tout de même des centaines de situations où il est possible de retrouver du confort et du soulagement par la pratique de la relaxation, de la méditation et de l'autohypnose.

Certains scripts sont proposés ici en plusieurs versions, selon le temps à votre disposition.
D'autres sont des scripts dits « aversifs », c'est-à-dire que le but est de vous dégoûter de la chose qui vous accable, comme du tabac par exemple.
L'hypnose aversive est un peu passée de mode, mais certaines

---

[4] Entretien qui retrace la vie et l'histoire médicale du client.

personnes ont malgré tout besoin de ce genre de suggestion pour progresser vers la résolution de leur problème.

*

Les conseils donnés plus haut à propos des inductions restent valables lors de l'exécution des scripts : soyez généreux et positifs envers vous-même, parlez doucement et lentement, utilisez un vocabulaire qui vous correspond, offrez-vous le temps nécessaire, rythmez le texte avec les intonations appropriées, soyez imaginatif et laissez-vous aller.

Si vous êtes praticien, vous utiliserez une tournure respectueuse avec votre client, telle que l'usage du « vous ». Si vous utilisez un script pour vous-même, le « tu » sera approprié. Adaptez donc le pronom personnel en lisant le texte et accordez le genre.

Une séance d'hypnose se déroule en général dans une ambiance feutrée, confortablement installé dans un bon fauteuil ou sur un canapé, sans chewing-gum ni cigarette, en prenant soin de ne pas être distrait pendant le temps consacré à ce qui doit être un moment de bien-être.
Si vous êtes praticien, c'est à vous de vous assurer que tout se passe bien pour votre client.
Si vous êtes seul pour pratiquer en autohypnose, je vous recommande au début de votre induction de placer ce qu'on appelle des « fusibles ».
Ce sont simplement des petites phrases qui encadrent ce que l'on souhaite et ce que l'on ne souhaite pas, en termes de

temps et de ressentis, des garde-fous en somme.

Les voici :
- Durant la séance, je reste maître de la situation et de mon corps, si une idée, un souvenir ou un mot inapproprié devait surgir, mon inconscient peut l'effacer ou le modifier en quelque chose de plus approprié. Si c'est trop insupportable, alors je sortirai en douceur de la transe.
- Mon inconscient gardera de cette séance uniquement ce qui est bon et utile pour moi.
- Si un imprévu ou une urgence arrive, je pourrai instantanément revenir dans l'instant présent et agir de manière appropriée.
- Cette séance durera au maximum XX minutes, passé ce temps, en douceur, je reviendrai dans le moment présent, prêt à continuer cette magnifique journée.
- Pendant cette séance, j'invite mon inconscient à trouver et installer des solutions à mon problème d'YY.
- Mon inconscient pourra continuer à mettre en place ces solutions dans les moments adéquats, dans les jours et les semaines à venir.

Bien entendu, je vous invite à formuler ces fusibles à votre façon, lorsque vous avez fermé les yeux et que vous commencez à vous détendre... Et à tout de même programmer un petit réveil au cas où votre transe s'éterniserait un peu...

Une séance d'autohypnose est un moment agréable, un cadeau que vous vous offrez.

Ruminations, pensées inutiles

(Après l'induction de votre choix)
...

"Maintenant que tu es dans cet état de... relaxation... profonde,

Je t'invite à imaginer un endroit où tu te sens en parfaite sécurité...

Un lieu où tu peux être totalement... toi-même...

Un endroit où la paix...

Et le calme... règnent...

Cela pourrait être un endroit réel... un lieu que tu connais bien...

Ou cela pourrait être un lieu que ton esprit crée maintenant... pour toi...

Imagine ce lieu...

Remarque les détails autour de toi... les couleurs... les sons...

Peut-être entends-tu le chant des oiseaux... ou le doux murmure d'un ruisseau...

Peut-être ressens-tu la chaleur du soleil sur ta peau...

Ou la fraîcheur d'une légère brise qui caresse ton visage... Tout dans cet endroit est conçu pour t'apporter un profond sentiment... de bien-être...

Et alors que tu explores cet endroit...

Tu commences à te sentir de plus en plus... détendu...

De plus en plus...

En paix...

Comme si chaque détail de ce lieu renforçait ton état... de tranquillité intérieure... tu es totalement en sécurité ici...

Et tu sais que tu pourras revenir dans cet endroit chaque fois que vous en auras besoin...

Pour te... ressourcer...

Pour trouver... La paix..."

(Exploration des pensées et détachement)

"Alors que tu profites de ce moment... de calme... tu peux commencer à remarquer que des pensées peuvent parfois apparaître...

Comme des nuages... dans le ciel...

Des pensées qui peuvent sembler importantes ou insistantes...

Mais ici... dans ce lieu... de paix...

Tu réalises que ces pensées sont comme ces nuages...

Elles passent... changent de forme... et finissent par... disparaître...

Il n'est pas nécessaire de les suivre...

Ni de les retenir...

Imagine maintenant que chaque pensée inutile... chaque ruminement...

Est comme une feuille d'automne...

Une feuille qui flotte doucement sur un ruisseau...

Tu peux la voir...

Observer ses contours... ses détails...

Mais tu n'as pas besoin de la retenir...

Tu peux simplement la laisser... flotter...

La laisser être emportée par le courant...

Jusqu'à ce qu'elle disparaisse... hors de ta vue...

Et plus tu observes ces pensées de cette manière... plus tu réalises que tu as le pouvoir de choisir ce sur quoi tu concentres ton esprit...

Tu n'es pas obligé de t'attacher à ces pensées...

Tu peux simplement les laisser passer...

Comme des feuilles qui s'en vont au loin...

Sans effort...

Sans résistance...

Chaque fois qu'une pensée inutile apparaît...

Tu peux utiliser cette image...

Celle d'une feuille qui flotte...

Et qui disparaît...

Pour te rappeler que tu as le contrôle...

Que tu peux choisir de relâcher...

De laisser partir..."

(Suggestions positives et réalisation)

"Et maintenant, en restant dans cet état de… relaxation… profonde...

Tu peux commencer à te rappeler des moments dans ta vie où tu as ressenti ce même… calme...

Ce même… contrôle...

Des moments où tu as su, instinctivement, quoi faire...

Où tu as pu laisser aller… les choses qui ne te servaient plus...

Alors à partir de maintenant, chaque fois que tu sentiras des pensées inutiles revenir, tu te rappelleras ce sentiment… de calme… et de… contrôle…

Tu te rappelleras que tu as la capacité de choisir… de laisser aller…

De te concentrer sur ce qui est vraiment important… pour toi…

Tu peux imaginer que ton esprit est comme un jardin…

Un jardin où tu peux choisir les pensées que tu cultives…

Les pensées inutiles… comme des mauvaises herbes… peuvent être simplement arrachées… retirées… laissant la place à des pensées positives…

Des pensées nourrissantes…

Des pensées qui t'apportent paix… joie… et clarté…

Chaque jour… tu deviens de plus en plus conscient de cette capacité…

Chaque jour… il devient plus facile… de reconnaître les pensées qui ne te servent pas…

Et de les laisser partir…

Tu sais maintenant que ton esprit est un endroit… de paix…

Un endroit où tu peux te ressourcer…

Un endroit où tu peux choisir ce que tu laisses entrer..."

(Retour à l'éveil)

"Et maintenant... tout en conservant ce sentiment... de calme... et de contrôle...

Je vais t'inviter à commencer à revenir doucement à la conscience de ton corps...

Tu peux commencer à sentir tes pieds, tes jambes... à bouger doucement tes doigts... tes orteils...

Prends une profonde inspiration...

Remplis tes poumons d'air frais... et expire lentement... en sentant toute l'énergie positive circuler dans tout ton corps...

À chaque respiration, tu te sens de plus en plus éveillé... de plus en plus présent... tout en conservant ce sentiment... De calme intérieur...

Quand tu seras prêt, tu pourras ouvrir doucement les yeux...

Revenir ici et maintenant...

Avec un sentiment de clarté, de paix, et de contrôle sur tes pensées...

En sachant que tu as les outils nécessaires pour laisser aller les pensées inutiles... et pour cultiver la paix intérieure dans chaque aspect de ta vie quotidienne..."

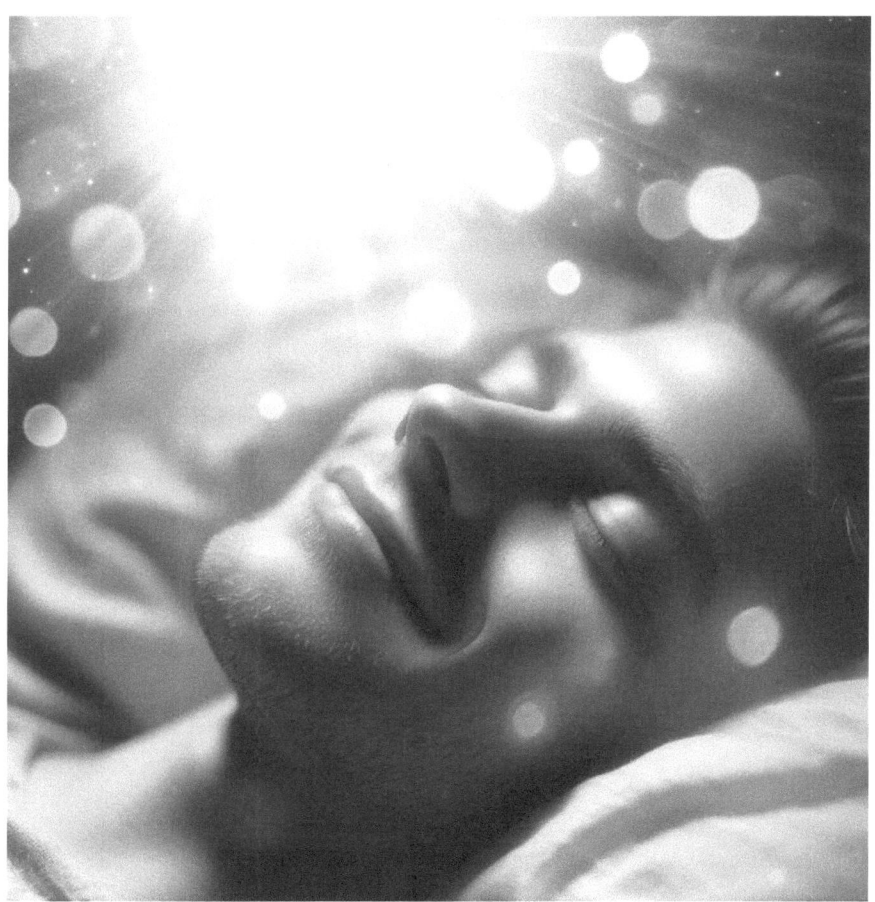

Deuil

Ce script vise à offrir du réconfort, à permettre la libération des émotions et à ouvrir la voie à la guérison au moyen de métaphores et de suggestions.

*

(Après l'induction de votre choix)
…

"Alors que tu t'enfonces de plus en plus dans cet état… de relaxation…

Imagine que tu marches le long d'un chemin… tranquille…

Ce chemin est bordé d'arbres magnifiques, dont les feuilles dansent doucement au gré du vent. Chaque pas que tu fais t'amène plus profondément dans un état… de paix intérieure… de calme… de réconfort…

Tu entends le doux murmure du vent à travers les branches… un son… apaisant… qui t'enveloppe comme une couverture chaude… Tu sais que ce chemin mène à un endroit spécial… un lieu où tu pourras explorer tes sentiments… en toute sécurité… et trouver un réconfort… profond…"

(Libération émotionnelle et guérison)

"Alors que tu continues à marcher le long de ce chemin… tu remarques au loin une clairière baignée de lumière… Cette clairière est un espace sacré… un lieu où tu peux déposer tous les fardeaux que tu portes…

En entrant dans cette clairière… tu ressens une profonde connexion avec la terre, avec la nature, qui t'entoure de son amour… inconditionnel…

Tu peux t'asseoir au centre de cette clairière… sur un tapis de mousse douce… et accueillante, vas-y…

Et tu permets à tes émotions de remonter à la surface…

Il est normal de ressentir du chagrin… de la tristesse… et peut-être même de la colère…

Ces émotions sont naturelles… elles font partie du processus… de guérison…"

"Imagine maintenant que tu tiens dans tes mains une pierre… lisse et chaude… qui représente ton chagrin… ta douleur…

Sens son poids… sa texture… Permets-toi de ressentir pleinement ces émotions…

En sachant que tu es ici en parfaite sécurité… que tu es soutenu par la terre sous toi… par l'univers tout autour de toi…

Et lorsque tu es prêt, imagine que tu déposes cette pierre doucement sur le sol… dans cette clairière… Tu sais que la terre peut absorber cette douleur… la transformer en quelque chose de nouveau… de guérissant…"

"Alors que la pierre repose sur le sol... imagine qu'elle commence à se transformer...

La terre l'accueille... l'enveloppe... et avec le temps... cette pierre se décompose... se désintègre... devenant partie intégrante de la terre... nourrissant les racines des arbres autour de toi...

Ce processus est lent... mais il est certain...

Avec le temps... cette douleur se transforme... en force... en sagesse... en une compréhension profonde...

Alors tu peux voir maintenant une petite pousse émerger de l'endroit où tu as déposé la pierre... symbolisant la nouvelle vie... la renaissance qui vient après la perte...

Cette pousse grandit lentement... mais sûrement... devenant un jeune arbre... fort et résilient..."

"Sens comment cet arbre symbolise ta propre croissance... ta propre guérison...

Il grandit... nourri par les expériences passées... par les souvenirs... par l'amour... que tu portes toujours en toi...

Tu comprends que cet arbre est un symbole de ta capacité à guérir... à transformer la douleur en quelque chose... de beau... et de significatif... Chaque feuille, chaque branche, représente une étape de ton parcours de guérison... un pas de plus vers... la paix intérieure..."

"Et tu peux imaginer maintenant que tu t'assoies sous cet arbre… appuyé contre son tronc solide… Tu ressens une connexion profonde avec cet arbre…

Et à travers lui… avec la personne que tu as perdue…

Tu comprends que cette connexion est éternelle… qu'elle vit dans ton cœur…

Dans ton esprit…

Et qu'elle ne disparaîtra jamais…

Tu peux sentir la présence de cette personne… comme une douce brise qui t'entoure…

Te réconforte…

Te rassure…

Cette présence est paisible…

Apaisante…

Et elle te rappelle que l'amour… et les souvenirs que vous partagez sont toujours vivants… en toi…"

"Permets maintenant à toute émotion résiduelle de se libérer…

Comme des feuilles qui tombent doucement de l'arbre en automne…

Ces feuilles tombent doucement au sol…

Où elles se décomposent lentement…

Nourrissant la terre... nourrissant ta croissance...

Tu sais que chaque larme... chaque sentiment que tu libères... est un pas de plus vers la guérison...

Vers la paix intérieure...

Tu sens un léger vent qui emporte ces feuilles... ces émotions... les emmenant loin... loin de toi...

Les dispersant... dans l'univers...

Tu sens maintenant comme ton cœur s'allège... Tu es maintenant plus en paix...

Bien ancré... dans ce moment de tranquillité..."

"Ressens maintenant la force de tes racines...

Profondément ancrées dans la terre... comme les racines de l'arbre sous lequel tu es installé...

Ces racines te nourrissent... te soutiennent...

Te rappellent que tu as la force de traverser cette période de ta vie...

Tu es capable... de résilience... capable... de guérir... de te reconstruire...

Tu sais que, même si la douleur est présente, elle ne te définit pas...

Tu es bien plus que cette douleur… tu es une personne complète… avec un cœur plein d'amour… de souvenirs… et de vie…

Et chaque jour… cette force grandit en toi… te portant vers une guérison complète… vers un avenir rempli de paix… et de sérénité…"

(Sortie douce de l'hypnose)

"Il est maintenant temps de quitter cette clairière… mais tu sais que tu peux y revenir à tout moment, chaque fois que tu en ressentiras le besoin…

Tu te lèves, et commences à remonter le chemin… sentant la force de la terre sous tes pieds… la chaleur du soleil sur ta peau… le soutien de l'univers tout autour de toi…

À chaque pas, tu te sens revenir doucement vers l'ici et le maintenant… empli de cette nouvelle énergie… de cette paix intérieure…

Tu entends à nouveau le chant des oiseaux… le souffle du vent à travers les arbres… et à chaque son… tu te rapproches de ton état de conscience habituel…

Tu peux commencer à bouger doucement tes doigts, tes mains, tes pieds …

Et quand tu te sentiras prêt, en douceur tu pourras ouvrir les yeux… en te sentant paisible… réconforté… et rempli de la force nécessaire pour continuer ton chemin."

Deuil, dialogue avec la personne disparue

Ce texte est conçu pour aider une personne à traverser un deuil en mettant en scène un dernier dialogue réconfortant avec la personne disparue. Ce script permet à l'individu de faire ses adieux et d'obtenir une forme de clôture émotionnelle, tout en ressentant la présence et l'amour de l'être cher.
Il est possible que des émotions assez fortes se manifestent durant cette séance, pensez à utiliser vos fusibles.

*

(Après l'induction de votre choix)
...

- "Alors que... vous vous détendez... de plus en plus...

Imaginez que vous marchez sur un chemin bordé de fleurs et d'arbres...

Un chemin qui vous conduit vers un endroit... spécial...

Un endroit où vous pourrez rencontrer quelqu'un... d'important... pour vous...

Ce chemin est doux sous vos pieds... et chaque pas vous rapproche de cet endroit...

Vous entendez le doux chant des oiseaux... le murmure du vent à travers les feuilles... et ces sons vous apportent un sentiment... de paix... profonde...

Vous continuez à avancer... en sachant que ce voyage est fait pour vous... pour votre guérison... pour un dernier échange plein d'amour... et de réconfort..."

(Rencontre et dialogue avec la personne disparue)

"Alors que vous continuez à marcher, vous apercevez au loin un jardin magnifique...

Baigné de lumière... douce et dorée...

Ce jardin est un lieu de paix... de sérénité... un endroit où le temps semble s'arrêter...

Vous entrez dans ce jardin... sentant la douceur de l'herbe sous vos pieds... respirant l'air frais empli du parfum des fleurs...

Au centre du jardin, il y a un banc, un endroit confortable où vous pouvez vous asseoir et vous reposer...

Vous vous approchez de ce banc, et alors que vous vous asseyez, vous ressentez... une présence familière... réconfortante... à vos côtés.

Vous savez qui est là... et vous savez que vous êtes ici pour un moment spécial... un moment de connexion..."

"Prenez un instant pour observer cette présence à vos côtés...

Cette personne que vous avez tant aimée... et que vous aimez toujours... elle est là... avec vous... dans ce jardin...

Vous pouvez voir son visage... entendre sa voix... ressentir sa présence...

Elle vous regarde avec amour...

Avec compréhension... et vous sentez que tout ce qu'elle veut... c'est que vous trouviez... la paix...

Prenez un moment pour vous imprégner de sa présence... pour ressentir tout l'amour... et le réconfort qu'elle vous offre...

Vous savez que ce moment est précieux... et que vous pouvez maintenant lui dire tout ce que vous avez dans le cœur..."

"Vous pouvez maintenant parler à cette personne... lui dire tout ce que vous n'avez peut-être pas eu l'occasion de dire...

Vous pouvez lui exprimer votre amour... votre gratitude... vos regrets... ou simplement partager un moment ensemble... comme vous le faisiez autrefois...

Prenez le temps de lui parler... de lui ouvrir votre cœur... en sachant qu'elle vous écoute avec bienveillance... avec amour...

(Pause...)

Et alors que vous parlez... vous pouvez aussi écouter ce qu'elle a à vous dire...

Elle peut avoir des mots... de réconfort... pour vous...

Des paroles d'encouragement...

Ou simplement vous rappeler à quel point elle vous aime…

À quel point elle est fière de vous…

Laissez ces mots résonner en vous…

Les sentir réchauffer votre cœur…

Comme un baume sur vos blessures…"

(Pause)

"Alors que cette conversation se déroule… vous ressentez un poids se lever de vos épaules…

Les mots échangés… les émotions partagées… tout cela vous apporte une profonde paix intérieure… Vous réalisez que cette personne est toujours avec vous… non pas physiquement… mais dans votre cœur… dans vos souvenirs… dans l'amour que vous portez en vous…

Vous savez que, même si le deuil est difficile… vous avez la force en vous pour continuer…

Pour vivre avec cette mémoire vivante… et aimante… Prenez un moment pour vous immerger dans ce sentiment de réconciliation… de paix… en sachant que vous avez dit ce que vous aviez besoin de dire… et que vous avez reçu ce que vous aviez besoin d'entendre…"

(Petite pause…)

"Il est maintenant temps de dire au revoir…

Mais vous savez que ce n'est pas un adieu définitif…

Vous pouvez toujours revenir dans à endroit, dans ce jardin, pour retrouver cette présence...

Pour retrouver cet amour...

La personne vous regarde avec un sourire doux...

Et vous savez que, même si elle s'en va, elle reste avec vous... dans votre cœur... à jamais...

Vous la voyez se lever... et doucement... elle commence à s'éloigner... vous laissant avec un sentiment de paix...

De réconfort...

Vous savez que vous avez fait un pas important vers la guérison...

Et que vous pouvez continuer votre chemin avec cette paix intérieure..."

(Petite pause, puis retour à l'état présent)

"Vous commencez maintenant à sentir le jardin s'estomper lentement...

Et vous revenez doucement sur le chemin par lequel vous êtes arrivé...

À chaque pas que vous faites, vous vous sentez revenir à l'état présent...

Empli de cette paix...

De ce réconfort...

Avec la certitude que vous êtes plus fort maintenant…

Plus en paix…

Commencez à bouger doucement vos mains, vos pieds, vous pouvez vous étirer… si vous le souhaitez… et quand vous vous sentirez prêt, ouvrez les yeux, en vous sentant apaisé, et rempli de la force nécessaire pour avancer."

Training autogène de Schultz

Quand l'angoisse, la peur, l'irritation ou la colère augmentent, le tonus musculaire augmente. L'augmentation du tonus musculaire entraîne une intensification de la tension psychique et des émotions. Ce processus alimente donc un cercle vicieux.

Lorsque cet état est fréquent ou chronique, il peut devenir une cause ou un facteur d'aggravation de troubles somatiques, tels que la fatigue chronique, des douleurs musculaires, des céphalées de tension, des troubles oculaires, manque d'air, oppression thoracique induisant la lassitude, l'irritabilité, l'hypertension artérielle, des troubles cardio-vasculaires et gastro-intestinaux.

*

Psychiatre allemand[5], Johannes Heinrich Schultz met au point sa technique à partir de 1912. Il s'agit d'une approche médicale reposant sur l'autohypnose, conduisant à un état mental d'hyper vigilance et de relaxation.
La plupart des autres méthodes de relaxation modernes sont dérivées du training autogène de Schultz.
Il va s'agir de répéter des séances de relaxation afin de les intégrer comme un réflexe. La pratique régulière permettra à terme de déclencher un état de détente en se répétant

---
[5] 1884-1970

simplement une petite formule de quelques phrases, dans le même esprit qu'un mantra.

Vous allez donc pratiquer cet apprentissage au moyen de séances dont la durée se réduira au fil des semaines.

Après quelques mois de pratique régulière (idéalement 3x par semaine), ces sensations seront acquises et l'effet de relaxation pourra se déclencher en répétant une séquence aussi courte que, par exemple :

> « Mes bras et mes jambes sont lourds et chauds.
>
> Mon cœur et ma respiration sont calmes et réguliers.
>
> Mon ventre est souple et chaud.
>
> Mon front est frais.
>
> Je suis tout à fait calme. »

Chaque séance comporte des étapes précises, dont sa propre induction (que vous pouvez réutiliser pour d'autres scripts !). Il suffira de s'installer au calme, loin des éléments perturbateurs et de suivre le script.

1ᵉʳ script (débutant)

Fermez les yeux et ressentez les points d'appui de votre corps sur la surface sur laquelle il repose.

Ressentez votre tête bien soutenue... votre dos bien appuyé au niveau de la colonne vertébrale... des omoplates... des reins... des fessiers....

Ressentez les points d'appui de vos cuisses... de vos mollets... de vos talons...

Les points d'appui de vos bras au niveau des coudes... des avant-bras... des poignets... des mains...

Je vous invite à faire deux respirations complètes, inspirez et soufflez, comme un long soupir...

Et dites-vous intérieurement : « Je suis tout à fait calme »...

Laissez de côté toutes les distractions extérieures...

Et lentement... progressivement... avec chaque expiration... vous laissez votre corps devenir... lourd... s'abandonner... lourdement...

Vous êtes à l'écoute de votre corps... des sensations... des messages qu'il vous adresse... de toutes les perceptions...

Vous restez immobile... les yeux fermés...

Et progressivement... une profonde détente musculaire s'installe...

Portez maintenant votre attention sur votre respiration...

Et ne pensez… à rien d'autre…

Vous respirez doucement… calmement… sans effort…

Et en même temps laissez le silence… se faire en vous…

Vous pouvez remarquer que votre corps se détend… progressivement… de plus en plus… de mieux en mieux.

Respirez calmement… en percevant ce silence intérieur qui s'installe en vous… Votre cœur bat calmement… et c'est très agréable…

Votre respiration est toujours lente… régulière…

Vous sentez que vos muscles abandonnent progressivement toutes leurs crispations…

Percevez les sensations… et ressentez pleinement votre corps….

Vous êtes bien… calme… détendu…

Vos yeux sont fermés… sans crispation…

Vous respirez doucement… normalement…

Laissez votre tête s'appuyer lourdement…

Vous relâchez maintenant les traits de votre visage…

Vous portez votre attention sur votre front…

Relâchez votre front…

Faites en sorte qu'il devienne lisse en supprimant les rides d'expression…

Laissez aller les sourcils… les yeux… les muscles derrière les yeux…

Maintenant… vous relâchez… les joues…

Vous relâchez… vos lèvres… votre bouche…

Relâchez également l'espace à l'intérieur de votre bouche…

Vous desserrez les dents…

Votre langue est souple…

Vous relâchez votre palais… votre gorge… votre larynx…

Appréciez surtout cet agréable aplanissement de tout ce qui peut être plis au niveau de votre visage… du front au menton…

Vos bras sont allongés de chaque côté de votre corps…

Vous pensez à vos mains…

Elles sont ouvertes…

Elles reposent naturellement sur les paumes…

Décrispez vos doigts… Vos mains sont décontractées… Vos doigts sont détendus… Vos doigts sont parfaitement… détendus…

Et vous allez passer en revue tous les muscles de votre corps pour les détendre…

Vos mains sont donc détendues…

Et à partir de vos mains… vous remontez par la pensée le long de vos bras…

Vous ressentez la torpeur… une torpeur agréable… remonter de vos mains… vers vos avant-bras… puis jusqu'à vos épaules…

Votre dos devient pesant lui aussi…

Vos bras sont inertes… et votre dos pèse lourdement…

Il s'alourdit de plus en plus…

Pensez à vos reins également… pour les relâcher…

Vos reins sont parfaitement… détendus…

Décontractez aussi votre ventre… en respirant doucement… le ventre relaxé… décontracté…

L'inertie de vos reins… de votre ventre… gagne maintenant vos hanches… qui appuient elles aussi de tout leur poids…

Vos hanches deviennent… lourdes… comme du plomb…

Vous êtes inerte… merveilleusement bien…

Tout est calme… et vous vous reposez…

Tout le haut de votre corps est inerte… pesant…

Vous allez maintenant détendre vos pieds… comme vous l'avez fait pour vos mains…

Vous ressentez vos jambes qui reposent côte à côte…

Vous relâchez vos pieds…

A partir de vos pieds… vous remontez le long de vos jambes par la pensée…

Relâchez vos chevilles… vos mollets… les ligaments de vos genoux… vos cuisses… vos fessiers…

Faites en sorte que vos membres inférieurs soient complètement… inertes… complètement… abandonnés…

D'ailleurs l'abandon… a maintenant gagné tout votre corps…

Tous vos muscles sont maintenant complètement… détendus…

Votre corps est lourd… De plus en plus lourd…

Vous êtes inerte… totalement relâché… détendu…

Votre corps est de plus en plus… détendu… de plus en plus… confortable…

Vous vous détendez… de plus en plus… avec chaque expiration…

(Après un moment…)

Maintenant… vous allez vous répéter intérieurement les suggestions suivantes en observant ce qui se passe effectivement dans votre corps…

Dites-vous mentalement :

« Mon bras droit est lourd… pesant… très lourd… de plus en plus… lourd… »

« Mon bras gauche est lourd… pesant… très lourd… de plus en plus… lourd… »

« Ma jambe droite est lourde… pesante… de plus en plus lourde… »

« Ma jambe gauche est lourde… pesante… de plus en plus… lourde… »

« Je ressens cette sensation de pesanteur… dans tout mon corps… »

Prenez conscience du relâchement de votre corps… qui est devenu lourd…

Percevez cette sensation de pesanteur… dans tout votre corps…

Vous pouvez aussi remarquer que, avec cette délicieuse pesanteur… une agréable sensation de chaleur… envahit maintenant votre corps…

Vous formulez mentalement :

« Mon bras droit est chaud… très chaud… de plus en plus chaud… »

« Mon bras gauche est chaud… très chaud… de plus en plus chaud… »

« Ma jambe droite est chaude… très chaude… de plus en plus chaude… »

« Ma jambe gauche est chaude… très chaude… de plus en plus chaude… »

« Je ressens cette sensation de chaleur… dans tout mon corps… »

Vous allez maintenant prendre conscience des battements réguliers de votre cœur... dans toute votre poitrine...

Et vous formulez mentalement :

« Mon cœur bat calmement... et régulièrement... »

Fixez maintenant votre attention sur votre respiration...

Remarquez qu'elle se fait calmement... régulièrement...

Sentez l'air qui glisse dans vos poumons... et dites-vous intérieurement :

« Ma respiration est tout à fait calme... Je suis toute respiration... »

Vous prononcez, en vous-même, avec chaque expiration...

« Je suis toute respiration... »

Tout votre corps respire... tout votre être respire...

Concentrez votre attention sur votre plexus solaire... Sous la pointe du sternum...

Ressentez une sensation de chaleur... qui s'en dégage...

Comme un petit soleil bien chaud... qui rayonne... posé sur votre plexus...

Et dites-vous mentalement : « Mon plexus solaire est tout à fait chaud. »

Et ressentez cette agréable sensation de chaleur... se diffuser dans tout votre corps...

Imaginez maintenant un souffle d'air frais sur votre front... et dites-vous : « Mon front est agréablement frais. »

Ressentez cette brise légère... qui caresse votre front... sensation d'un front frais...

Prenez le temps d'apprécier toutes ces sensations dans votre corps...

(Après un moment...)

Vous êtes bien... parfaitement à l'aise... totalement détendu...

Et vous vous rendez compte que vous pourriez prolonger encore un certain temps cette délicieuse relaxation...

Mais vous allez vous faire à l'idée qu'il va falloir sortir progressivement de ce niveau de conscience si particulier... à mi-chemin entre veille et sommeil...

Il faut à présent reprendre conscience du niveau de vigilance nécessaire à continuer cette belle journée et du tonus musculaire nécessaire à la suite de vos activités.

Alors prenez une première grande respiration.

Et encore une.

Puis une troisième.

Puis, en douceur, à votre rythme, vous pouvez ouvrir les yeux.

Prenez conscience de tout le positif qui vous entoure.

Vous pouvez bouger les mains, les pieds, vous étirer profondément.

Et quand vous aurez l'impression d'avoir suffisamment récupéré, vous pourrez vous lever doucement et reprendre le cours de cette journée.

2ᵉᵐᵉ script, débutant

Je suis bien installé... immobile...

Mon corps est inerte...
Mon front est lisse... je décontracte mes sourcils...
Je décontracte mon visage... je relâche mes tempes...
Je détends mes joues... je décrispe mes mâchoires... je desserre les dents...
Je laisse aller mon menton... ma bouche peut s'entrouvrir...
Tout mon visage... se détend... encore plus...
J'observe mon visage... parfaitement... détendu...
Je décontracte mon cou...
Je laisse aller mes épaules... bien détendues...
Je relâche tous les muscles de mes bras... mes coudes... mes avant-bras...
Mes poignets... mes mains... tous les muscles de mes doigts... se détendent... complètement...
Mes deux bras sont parfaitement... dé-ten-dus...

Mon bras droit devient... lourd... mon bras droit est agréablement... lourd...

Mon bras droit devient... de plus en plus lourd... confortablement... lourd...

Mon gauche droit devient... lourd... mon bras gauche est agréablement... lourd...

Mon bras gauche devient... de plus en plus lourd... confortablement... lourd...

Une pesanteur agréable… se diffuse dans mes deux bras…
Je décontracte les muscles de ma nuque…

Je prends conscience du poids de ma tête… nuque parfaitement dé-ten-due…
Je prends conscience de ma respiration… qui est devenue… calme… et régulière…
Je décontracte les muscles abdominaux… mon ventre est bien… détendu…
Je décontracte tous les muscles du dos…

Tous les muscles de mon dos… se relâchent…
C'est très agréable…
Et maintenant… je décontracte mes fessiers…

Mes hanches sont souples…
Je relâche tous les muscles de mes cuisses…
Mes genoux… se détendent…
Je relâche mes mollets…
Mes chevilles deviennent souples…
Je prends conscience de tout mon corps qui… se relâche…

Ma jambe droite est agréablement lourde… de plus en plus… lourde…

Ma jambe droite est confortablement… lourde…
Ma jambe gauche devient lourde… confortablement… lourde…

Ma jambe gauche est… de plus en plus… lourde…
Tout mon corps est lourd… d'une… lourdeur… agréable…

Qui se diffuse dans tout mon corps…
Je suis… tout à fait… calme…

J'imagine un rayon de soleil sur ma main droite…

Ma main droite devient de plus en plus… chaude… confortablement… chaude…
Un autre rayon de soleil vient réchauffer agréablement ma main gauche…

Ma main gauche est de plus en plus… chaude… agréablement… chaude…
Mes deux mains sont agréablement… chaudes… confortablement… lourdes et chaudes.
Et je suis… de plus en plus calme.

Je prends conscience de mon cœur qui bat.
Mon cœur est fort… il bat… calmement… régulièrement.
J'observe mon cœur qui bat… calmement… régulièrement.
Je peux sentir mes artères pulser… calmement et régulièrement.
Et je suis parfaitement… calme.

Je prends conscience de ma respiration… calme et régulière.
Tout mon corps… respire.

Toutes mes cellules… respirent… calmement… régulièrement.
Et je suis de plus en plus… détendu…

J'imagine un rayon de soleil qui réchauffe mon plexus solaire…

Il devient agréablement… chaud…
Cette chaleur agréable se diffuse dans tout mon corps.

Tout mon corps est agréablement... chaud.
Je suis totalement... calme... et détendu.
Tout mon corps est agréablement lourd... et chaud...

Un léger vent frais vient rafraichir agréablement mon front...
Mon front est agréablement frais...

Et je suis calme... serein... dé-ten-du...
Parfaitement... relâché... décontracté...

(Après quelques minutes...)
Maintenant... je vais me préparer à terminer cette séance, pour revenir ici et maintenant, et reprendre le cours de cette journée...
Je vais respirer profondément...
Je peux doucement bouger mes doigts, mes pieds, m'étirer...
Et tout doucement, j'ouvre les yeux.

3ème script, intermédiaire

Mon bras droit devient… lourd…

Mon bras est… agréablement lourd…

Mon bras droit devient… de plus en plus… lourd…

Une délicieuse… pesanteur… se diffuse dans tout mon bras…

Mon bras gauche devient… lourd…

Mon bras gauche est… de plus en plus… lourd…

Ma jambe droite est… lourde…

Ma jambe droite devient… agréablement lourde…

De plus en plus… lourde…

Ma jambe gauche devient lourde… confortablement… lourde…

Ma jambe gauche est… de plus en plus lourde…

Tout mon corps est… lourd…

D'une… lourdeur agréable… et rassurante…

Une délicieuse… pesanteur… se diffuse… dans tout mon corps…

Je suis tout à fait… calme…

J'imagine un rayon de soleil sur ma main droite…

Ma main droite… se réchauffe…

Elle devient… de plus en plus chaude…

Cette… agréable chaleur… se diffuse dans tout mon bras droit…

Un rayon de soleil vient aussi réchauffer ma main gauche…

Ma main gauche est… de plus en plus chaude…

Cette douce chaleur… se diffuse… dans tout mon bras gauche…

Mes deux bras sont… chauds…

De plus en plus… chauds…

Mes deux bras sont… lourds et chauds…

J'observe les battements réguliers de mon cœur…

Mon cœur est… fort… paisible…

Il bat… calmement… et régulièrement…

Tout mon corps vit au rythme de mon cœur… calme… et régulier…

Et je suis… parfaitement calme…

J'observe ma respiration… calme… et régulière…

Tout mon corps… respire… calmement et régulièrement…

Je suis… toute respiration…

Je suis de plus en plus… calme…

De plus en plus… dé-ten-du…

J'imagine maintenant un rayon de soleil qui réchauffe mon plexus…

Il devient agréablement… chaud…

Cette douce chaleur se diffuse… dans tout mon corps…

Tout mon corps est… agréablement chaud.

Je suis totalement dé-ten-du… calme… paisible…

Tout mon corps est agréablement lourd… et chaud…

Un souffle d'air caresse mon front…

Une légère brise… rafraîchit mon front…

Mon front est… agréablement frais…

Je suis calme… et détendu…

(Profitez quelques instants de cette détente, puis…)

Je suis parfaitement calme… et… détendu…

Et c'est ainsi que je vais, dans un instant, revenir ici… et maintenant…

Je prends une profonde respiration…

Je m'étire en douceur…

Et à mon rythme, je vais ouvrir les yeux.

4ème script, intermédiaire

Mon bras droit devient lourd... très lourd...

Mon bras gauche devient lourd... très lourd...

Ma jambe droite devient lourde... très lourde...

Ma jambe gauche devient lourde... très lourde...

Tout mon corps est devenu lourd... très lourd...

Le calme m'envahit pleinement... je peux complètement... me laisser aller...

Mon bras droit est chaud... très chaud...

Mon bras gauche est chaud... très chaud...

Ma jambe droite est chaude... très chaude...

Ma jambe gauche est chaude... très chaude...

Tout mon corps est... chaud... et lourd...très lourd...

Je suis... de plus en plus calme...

Je sens mon cœur qui bat... calme... et régulier...

Mon cœur bat régulièrement...

Mon cœur bat régulièrement... calme... et fort... (Répéter 3 fois)

Et toujours ce délicieux... calme... qui se diffuse dans tout mon corps...

J'observe ma respiration... calme... et régulière...

Ma respiration devient encore… plus lente et… plus calme…

Et toujours… ce calme… qui se diffuse en moi…

Mon plexus solaire est… agréablement chaud,

Tout mon ventre devient… chaud…

Et toujours… ce calme…

Un courant d'air frais caresse mon front…

Mon front est… agréablement… frais…

Et toujours ce calme… qui m'envahit totalement.

(Profitez de cette relaxation quelques instants…)

Prenez une grande inspiration, bougez les pieds, les mains, étirez-vous et en douceur, ouvrez les yeux.

Offrez-vous encore quelques minutes avant de reprendre vos activités.

5ᵉᵐᵉ script, avancé

Bras droit, bras gauche sont... lourds...
Bras et jambes sont... lourds...
Tout mon corps... est lourd...

Bras droit, bras gauche sont... chauds...
Bras et jambes sont... chauds...
Tout mon corps... est chaud...

Mon cœur bat, lentement... et avec force...
Mon cœur est calme... et régulier...

Ma respiration est tout à fait... calme...
Ma respiration est calme... et régulière...

Mon plexus solaire est... tout à fait chaud...

Mon front est agréablement frais...

Mon front est... frais...

Je suis totalement... calme... et détendu...

(Après un moment...)

En douceur, à mon rythme, je reviens ici et maintenant... pour reprendre le cours de cette belle journée.

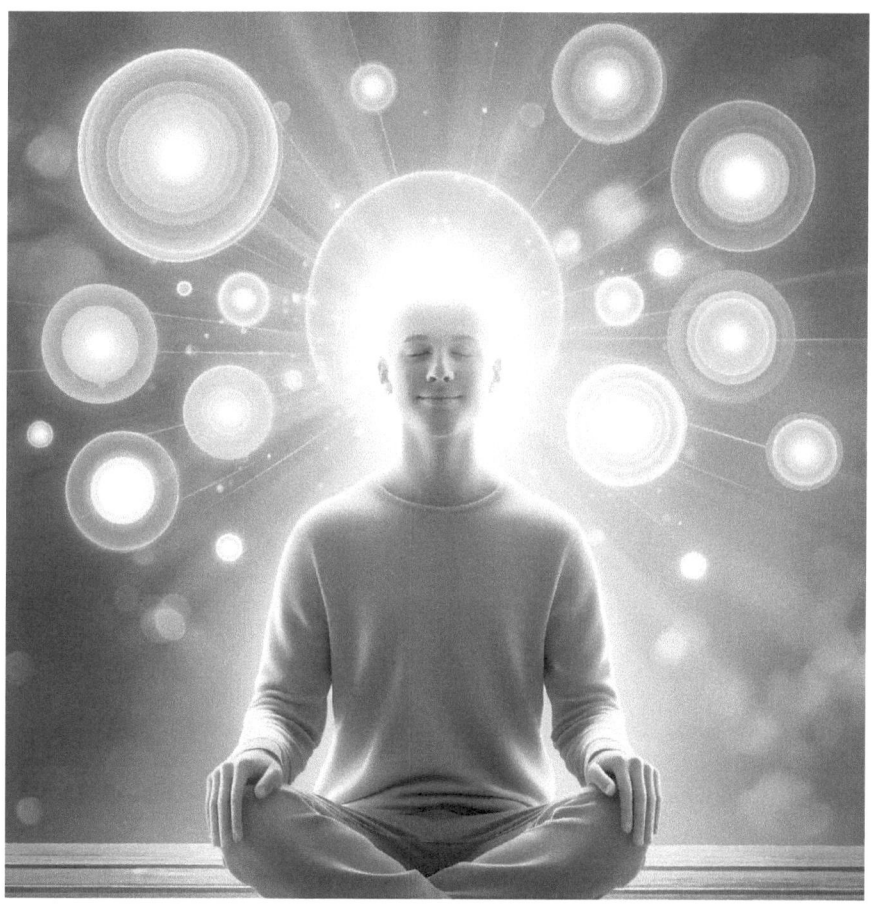

Angoisses

(Après l'induction de votre choix)
...

Alors que vous respirez tranquillement... concentrez votre attention sur le son de ma voix...

Il n'y a rien d'autre à faire en ce moment... juste écouter... et permettre à votre esprit...

De se détendre...

Imaginez maintenant un endroit où vous vous sentez en totale... sécurité...

Un endroit qui vous apaise...

Cela pourrait être un endroit réel... ou totalement imaginaire...

Un lieu où vous vous sentez complètement à l'aise... et protégé...

Permettez à ce lieu de devenir de plus en plus réel... pour vous...

En ressentant la sérénité...

Et la tranquillité... qu'il vous offre... »

(Phase de Travail Thérapeutique)

« Tandis que vous êtes dans cet état de... détente... profonde...

Je vous invite à vous connecter avec une partie de vous-même qui sait comment libérer ces angoisses... cette partie sage et puissante de vous... qui connaît des ressources intérieures... pour apaiser et guérir...

Imaginez maintenant que ces angoisses prennent une forme devant vous...

Comme si elles étaient extériorisées en dehors de votre corps...

Observez-les... sans jugement... sans crainte... simplement comme une énergie que vous avez portée en vous...

Vous avez le contrôle ici...

Vous pouvez peut-être ressentir une curiosité à son égard... un désir de comprendre ce qu'elle représente...

Pourquoi elle est là...

Maintenant... imaginez que vous avez la capacité de transformer cette énergie...

Peut-être pouvez-vous la réduire... la rendre plus petite... ou la changer de couleur... en la rendant plus douce... plus légère...

Voyez maintenant comme cette énergie commence à changer...

À se transformer en quelque chose de plus positif...

De plus léger...

Vous pouvez choisir comment cette transformation se produit...

Peut-être en respirant profondément et en soufflant doucement ces angoisses...

Les voyant s'évaporer dans l'air comme une brume...

Ou en les voyant se dissoudre... dans la lumière apaisante qui vous entoure...

Chaque souffle que vous prenez... chaque moment qui passe... vous permet de vous libérer... de vous libérer davantage de ces angoisses...

Les transformant... en paix...

En confiance...

En sérénité...

Il se peut aussi que vous découvriez une ressource intérieure... qui vous aide à gérer ces angoisses... une force...

Une image...

Un symbole...

Ou même une phrase qui vous apporte du réconfort... et du soutien...

Laissez cette ressource se manifester naturellement... elle est là... pour vous... à votre disposition chaque fois que vous en avez besoin... »

(Phase de Réintégration)

« Maintenant que vous avez transformé ces angoisses... et que vous vous êtes connecté à vos ressources intérieures...

Vous pouvez commencer à ramener doucement votre conscience dans la pièce dans laquelle vous vous trouvez...

Gardez en vous ce sentiment... de calme...

De paix...

Et de contrôle...

Prenez votre temps pour revenir ici et maintenant... en vous sentant revitalisé... et en pleine possession de vos capacités. Sentez l'énergie de la terre sous vos pieds, la solidité de votre corps, et la clarté de votre esprit.

Et quand vous vous sentirez prêt, ouvrez les yeux doucement, en ramenant avec vous ce sentiment de calme... de contrôle... et de paix intérieure que vous avez trouvé en vous-même. »

« Vous êtes de retour ici et maintenant, pleinement conscient, empli de sérénité. Rappelez-vous que cette tranquillité est toujours à votre portée, et que vous pouvez y revenir à tout moment, simplement en vous reconnectant à vous-même et à vos ressources intérieures. »

Paix intérieure

(Après l'induction de votre choix)
…

"Alors que vous êtes dans cet état de relaxation… profonde…

Je vous invite à imaginer un endroit où vous vous sentez… en paix…

Un lieu où tout est calme… où tout est serein…

Cela pourrait être un endroit que vous connaissez bien… ou un lieu que votre esprit crée maintenant… pour vous…

Un sanctuaire de paix intérieure…

Imaginez-vous dans ce lieu…

Remarquez les détails autour de vous…

Peut-être y a-t-il des arbres majestueux… un lac tranquille… ou un ciel bleu sans nuages…

Peut-être entendez-vous le chant des oiseaux… ou le doux bruit du vent dans les feuilles…

Chaque détail de cet endroit vous aide à plonger… encore plus profondément dans ce sentiment… de paix intérieure…

Prenez un moment pour explorer ce lieu… Ressentez la sécurité… la tranquillité… la pureté de cet espace…

Vous êtes ici... complètement en sécurité... complètement... en paix...

Tout dans cet endroit est conçu pour vous apporter un profond sentiment... de bien-être... de calme... de sérénité..."

"Et tandis que vous vous trouvez dans ce lieu... de paix...

Vous pouvez commencer à remarquer comment ce sentiment de tranquillité... commence à se répandre dans tout votre être...

Imaginez que chaque souffle que vous prenez emplit votre cœur... de paix...

Comme une lumière douce... et chaleureuse... une lumière qui se répand dans tout votre corps... illuminant chaque cellule... chaque partie de vous...

Ressentez cette lumière de paix... s'étendre... du centre de votre cœur à vos poumons... puis dans vos bras... jusqu'à vos mains... Vous pouvez sentir vos mains devenir chaudes... détendues... cette chaleur monte dans votre cou... dans votre tête... et jusqu'à vos pieds... tout votre corps baigne dans cette lumière apaisante... dans cette paix... profonde...

Et maintenant... prenez un moment pour vous rappeler que cette paix intérieure est toujours en vous...

Elle n'est pas dépendante des circonstances extérieures...

Elle est là… au cœur de votre être…

Un espace de calme…

De tranquillité…

De sérénité…

À chaque instant… vous pouvez revenir à cette paix intérieure…

En vous reconnectant à cette lumière…

En vous reconnectant à votre souffle…

En vous reconnectant à cet espace en vous… où tout est calme…

Où tout est serein…"

"À partir de maintenant…

Chaque fois que vous en ressentirez le besoin… vous pourrez revenir à cet espace de paix intérieure…

Vous saurez que… peu importe ce qui se passe autour de vous… ce lieu de calme… et de sérénité… est toujours là… à l'intérieur de vous…

Vous pouvez choisir de vous y reconnecter… de respirer profondément…

Et de sentir cette paix… se répandre dans tout votre être…

Chaque jour... vous remarquerez que vous vous sentez de plus en plus en paix... avec vous-même... avec les autres... avec le monde qui vous entoure... Vous commencez à vivre chaque instant avec une nouvelle clarté...

Une nouvelle sérénité...

En sachant que la paix que vous recherchez est déjà là... à l'intérieur de vous...

Et plus vous vous connectez à cette paix intérieure... plus vous ressentez... de la gratitude... de l'amour... de la compassion... pour vous-même... et pour les autres...

Vous êtes en harmonie... avec votre environnement... en harmonie... avec votre être intérieur... en harmonie avec la vie elle-même..."

"Et maintenant... alors que vous êtes profondément connecté... à cette paix intérieure... je vais vous inviter à ancrer ce sentiment en vous... Imaginez que vous placez cette lumière de paix... cette énergie... dans un endroit spécifique de votre corps...

Peut-être dans votre cœur... ou dans votre ventre... ou peut-être au centre de votre front...

Ressentez cette lumière se concentrer dans cet endroit... comme une source... de calme... à laquelle vous pouvez toujours revenir... à chaque instant...

Et chaque fois que vous toucherez cet endroit... ou que vous y penserez... vous vous rappellerez ce sentiment... de paix intérieure...

Vous vous rappellerez que vous pouvez toujours revenir à cet état... indépendamment de ce qui se passe à l'extérieur...

Prenez un moment pour vraiment sentir cette connexion...

Cette ancre...

Cette source de paix... en vous...

Et sachez que, dorénavant, elle est toujours accessible... toujours disponible... pour vous... chaque fois que vous en avez besoin..."

"Et maintenant... tout en conservant cette paix intérieure... je vais vous inviter à revenir doucement à la conscience de votre corps... à la conscience de la pièce autour de vous... Vous pouvez commencer à bouger doucement vos doigts... vos mains, vos pieds... à sentir l'énergie circuler dans tout votre corps...

Prenez une profonde inspiration... en sentant cette énergie positive... cette paix... circuler à travers vous... et expirez lentement, en revenant ici et maintenant... tout en gardant ce sentiment de calme et de sérénité en vous...

Quand vous serez prêt, vous pourrez ouvrir doucement les yeux... en pleine forme... renouvelé... et profondément connecté à votre paix intérieure... en sachant que vous pouvez y revenir chaque fois que vous en avez besoin... ou que vous en avez envie..."

Paix intérieure (version longue)

(Après l'induction de votre choix)
...

"Alors que vous plongez de plus en plus profondément... dans cet état... de relaxation... je vous invite à imaginer un endroit où vous vous sentez en paix... un lieu où... tout est calme... où tout est... serein...

Cela pourrait être un endroit que vous connaissez bien... peut-être un lieu de votre enfance... un endroit dans la nature... ou même un lieu que vous avez visité dans vos rêves... ou bien un lieu que votre esprit crée maintenant pour vous... ici et maintenant...

Prenez un moment pour vraiment visualiser ce lieu...

Regardez autour de vous et observez les détails... Peut-être voyez-vous des arbres majestueux... dont les feuilles dansent doucement au rythme du vent... Peut-être y a-t-il un lac... tranquille... avec une eau si claire que vous pouvez voir le fond... ou peut-être que vous êtes dans un jardin magnifique... entouré de fleurs colorées... dont les parfums doux vous enveloppent...

Écoutez les sons autour de vous...

Peut-être entendez-vous le chant mélodieux des oiseaux... le murmure apaisant d'un ruisseau qui coule doucement... ou peut-être le silence tranquille...

Un silence... rempli de paix... et de réconfort...

Ressentez la température sur votre peau...

Peut-être ressentez-vous la chaleur douce du soleil... ou bien la fraîcheur agréable d'une brise légère...

Tout dans ce lieu est conçu pour vous apporter un profond sentiment de bien-être...

De calme...

De paix...

C'est un sanctuaire... un refuge... où vous pouvez être totalement vous-même... en sécurité... en paix...

Un lieu où le temps semble s'arrêter...

Où il n'y a rien d'autre à faire que de simplement être... de simplement respirer... de simplement exister..."

"Maintenant que vous êtes dans ce lieu de paix... je vous invite à explorer davantage cette sensation... Vous pouvez commencer à ressentir comment cette paix... commence à se répandre dans tout votre être...

Imaginez que chaque souffle que vous prenez emplit votre cœur de paix...

Comme une lumière douce... et chaleureuse... qui commence à s'étendre à travers tout votre corps...

Cette lumière de paix... commence dans votre cœur... puis se propage dans votre poitrine... remplissant vos poumons... illuminant chaque cellule...

Cette lumière douce... continue de se répandre, atteignant vos bras... vos mains...

Vous pouvez ressentir cette paix... se répandre dans vos épaules... relâchant toute tension restante... Cette lumière monte dans votre cou... votre tête... jusqu'à atteindre chaque partie de votre corps...

Du sommet de votre tête jusqu'au bout de vos orteils...

Tout votre être baigne dans cette délicieuse lumière de paix...

Prenez un moment pour vraiment ressentir cette paix... à l'intérieur de vous...

Une paix... qui ne dépend pas des circonstances extérieures...

Une paix... qui est toujours là... au fond de vous... accessible à tout moment...

Imaginez que cette paix est comme un lac tranquille... à l'intérieur de vous...

Un lac où les eaux sont calmes... sereines...

Même si des pensées ou des émotions viennent troubler ces eaux, elles finissent toujours par... se calmer... par revenir à cet état... de paix profonde...

Alors maintenant... imaginez que vous vous asseyez au bord de ce lac intérieur...

Vous pouvez voir votre propre reflet dans l'eau... calme...

Et dans ce reflet, vous voyez la version la plus paisible... la plus sereine... de vous-même...

Une version de vous qui est en parfaite harmonie avec le monde...

En parfaite harmonie avec la vie...

Vous réalisez que cette version de vous existe déjà, ici et maintenant...

Et que vous pouvez y accéder chaque fois que vous en avez besoin...

Chaque fois que vous en avez envie..."

"À partir de maintenant... chaque fois que vous ressentirez le besoin de retrouver... la paix intérieure... vous saurez que vous pouvez revenir à ce lieu de paix... en vous...

Vous pouvez revenir à ce lac... tranquille...

Vous pouvez vous reconnecter à cette lumière de paix… qui est toujours présente en vous… à tout moment… en tout lieu…

Chaque jour… vous commencez à remarquer que vous vous sentez de plus en plus en paix… avec vous-même… avec le monde autour de vous… Vous commencez à vivre chaque instant avec une nouvelle clarté… une nouvelle sérénité… Vous remarquez que même lorsque des défis ou des situations stressantes se présentent, vous pouvez rester calme…

Centré…

En paix…

Car vous savez que cette paix intérieure est toujours là… toujours accessible…

Imaginez maintenant que vous ancrez cette paix dans un endroit spécifique de votre corps…

Peut-être dans votre cœur…

Ou dans votre ventre…

Ou peut-être dans votre esprit…

Ressentez cette lumière de paix… se concentrer dans cet endroit… créant une ancre puissante à laquelle vous pouvez toujours revenir…

Chaque fois que vous toucherez cet endroit ou que vous y penserez… vous vous rappellerez cette paix…

Vous vous rappellerez que cette paix est en vous... ici, maintenant et pour toujours...

Et tandis que vous ancrez cette paix en vous... vous pouvez aussi commencer à ressentir une profonde gratitude...

Une gratitude pour cet espace de paix...

Pour cette lumière intérieure...

Une gratitude... pour vous-même... pour tout ce que vous êtes...

Ressentez comment cette gratitude se mélange à la paix...

Créant un sentiment de plénitude... de complétude...

Vous êtes entier... complet... en paix..."

"Maintenant que cette paix... est ancrée en vous... vous pouvez commencer à explorer comment elle peut s'étendre à d'autres aspects de votre vie... Imaginez que cette paix commence à infuser chaque aspect de votre être... chaque pensée... chaque émotion... chaque action...

Imaginez que chaque fois que vous respirez... cette paix s'étend encore un peu plus...

Elle atteint vos relations avec les autres...

Vos interactions au quotidien...

Vos pensées et émotions les plus profondes...

Vous pouvez voir comment cette paix… commence à transformer votre vie…

Vous commencez à vous sentir plus calme…

Plus centré…

Plus en harmonie… avec vous-même… et avec le monde autour de vous…

Chaque jour… vous commencez à remarquer des changements… subtils mais profonds…

Vous vous sentez plus présent…

Plus conscient…

Plus connecté à cette paix intérieure…

Et à mesure que vous intégrez cette paix dans chaque aspect de votre vie… vous réalisez que vous avez la capacité de choisir… choisir la paix à chaque instant… Peu importe ce qui se passe autour de vous… peu importe les défis… ou les obstacles que vous rencontrez, vous savez que vous pouvez toujours revenir à cette paix intérieure… Vous pouvez toujours choisir de vous connecter à cet espace de calme en vous… et de laisser cette paix guider vos pensées…

Vos actions… vos choix…

Prenez un moment pour vraiment intégrer cette paix… dans tout votre être

(Petite pause...)

Respirez profondément... et sentez cette paix... se diffuser dans chaque cellule de votre corps... dans chaque pensée... dans chaque émotion...

Cette paix... devient une partie de vous... elle est toujours là... toujours accessible...

Vous n'avez qu'à la choisir... qu'à la laisser se manifester..."

"Et maintenant... tout en conservant cette paix intérieure... je vais vous inviter à revenir doucement à la conscience de votre corps... à la conscience de la pièce autour de vous...

Vous pouvez commencer à bouger doucement vos mains, vos pieds... à sentir l'énergie circuler à nouveau dans tout votre corps...

Prenez une profonde inspiration... en sentant cette énergie positive, cette paix, circuler à travers vous... et expirez lentement, en revenant ici et maintenant... tout en gardant ce sentiment de calme et de sérénité en vous.

Quand vous serez prêt, vous pourrez ouvrir doucement les yeux... en pleine forme... renouvelé... et profondément connecté à votre paix intérieure... en sachant que vous pouvez y revenir chaque fois que vous en avez besoin... ou que vous en avez envie...

Cette paix est en vous, ici et maintenant, et elle vous accompagne dans chaque instant de votre vie."

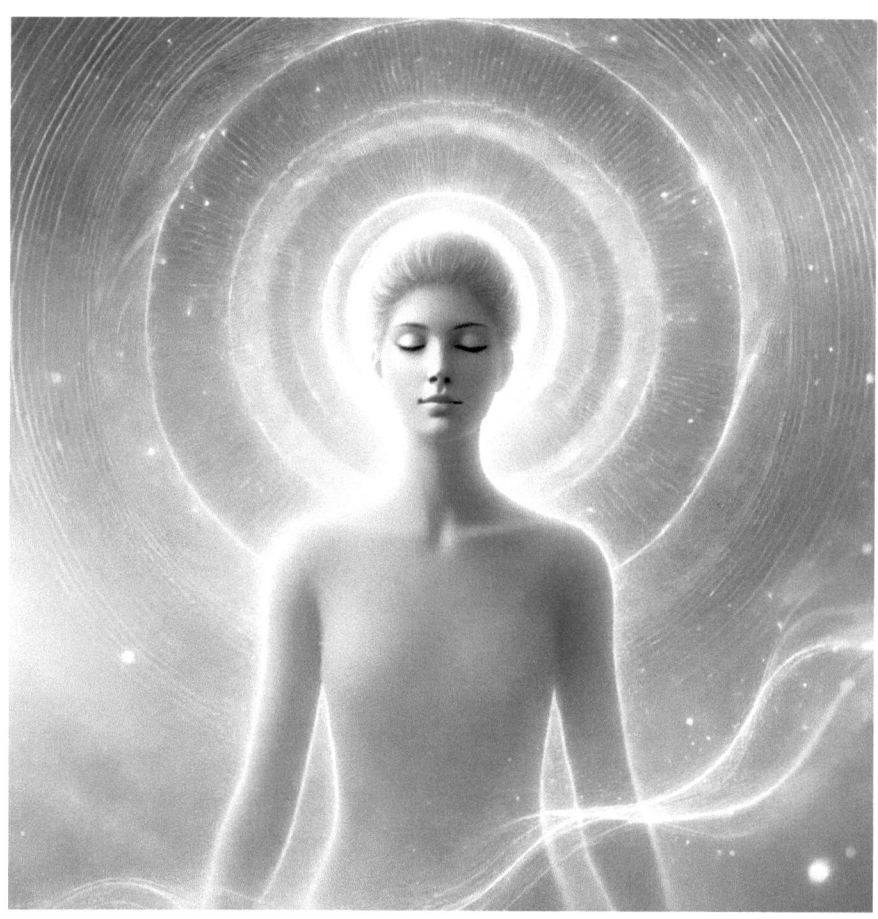

Sommeil, insomnies

Cette séance met l'accent sur la libération des soucis et des ruminations, en utilisant des métaphores douces et des suggestions pour favoriser un état de relaxation profond et un sommeil réparateur.

*

(Après l'induction de votre choix)
...

Et pendant que tous les muscles du corps... se détendent...

Se relaxent...

Imaginez simplement que vous êtes allongé... sur un nuage doux... léger... flottant dans un ciel... calme.

Ce nuage vous porte... vous berce doucement... vous invitant... à vous détendre... encore plus profondément... à chaque instant."

"Alors que vous vous laissez porter... par ce nuage... imaginez qu'il commence à descendre lentement... très lentement... vers un lieu merveilleux...

Plus vous descendez et plus vous vous sentez... détendu...

En paix...

Vous commencez à apercevoir ce lieu en dessous de vous... un paysage magnifique... un jardin paisible... baigné de la lumière douce du crépuscule...

Ce lieu vous est familier... il vous appelle... vous y êtes attendu...

Ce jardin est un sanctuaire... un refuge... où tout est calme... serein... parfait pour se reposer..."

"Le nuage se pose délicatement dans ce jardin... et vous avez une envie irrésistible d'y marcher pieds nus... sur une herbe douce et moelleuse...

Vous marchez tranquillement... sans hâte... chaque pas vous ancre un peu plus dans cette... tranquillité....

Vous entendez le doux murmure d'un ruisseau qui coule non loin de là...

Le son de l'eau est apaisant... chaque goutte semble emporter avec elle un peu de vos soucis... de vos préoccupations...

Vous réalisez que ce ruisseau a un pouvoir particulier : il emporte tout ce qui vous pèse... tout ce qui occupe inutilement votre esprit..."

"Approchez-vous du ruisseau... et observez-le de près... Imaginez maintenant que chaque souci... chaque inquiétude que vous avez ressentie aujourd'hui... ou pour demain... se transforme en une feuille légère… flottant doucement sur l'eau… Voyez comment ces feuilles s'éloignent… emportées par le courant… elles s'éloignent encore… et encore… devenant de plus en plus petites… jusqu'à disparaître complètement…

Vous réalisez que ces soucis ne sont plus les vôtres…

Qu'ils s'éloignent naturellement…

Et que vous êtes libre… libre de toute inquiétude."

Vous reprenez votre promenade… et au détour d'un sentier… vous apercevez un arbre majestueux… un arbre ancien… sage… Vous vous approchez… et découvrez qu'à son pied se trouve un banc… parfaitement placé pour admirer le coucher du soleil qui teinte le ciel de couleurs apaisantes…

Asseyez-vous sur ce banc…

Et sentez la paix qui émane de cet endroit.

Pendant que vous êtes assis là… vous remarquez une présence bienveillante à vos côtés… une figure douce… protectrice…

C'est un guide… une partie de vous, celle qui connaît parfaitement le chemin vers un sommeil profond… et réparateur…

Ce guide vous parle doucement… vous murmure que tout est bien… que vous pouvez maintenant vous laisser aller… en toute sécurité…"

"Votre guide vous invite à fermer les yeux... et à écouter le souffle du vent dans les feuilles... à sentir la brise douce sur votre visage...

Vous commencez à sentir tout votre corps... s'alourdir... de plus en plus... il devient... lourd... très lourd... comme si tout votre corps devenait « un » avec le banc... avec la terre sous vos pieds...

Votre guide vous chuchote que vous pouvez maintenant... vous laisser aller...

Que chaque son... chaque sensation... vous porte un peu plus profondément dans... un sommeil doux... et réparateur...

Vous sentez une douce fatigue... envahir vos muscles... vos paupières deviennent lourdes... très lourdes... se fermant de plus en plus..."

"Tandis que vous vous enfoncez dans... ce sommeil... profond... le guide reste avec vous... veillant sur votre repos...

Il vous murmure que chaque respiration vous amène un peu plus près d'un sommeil apaisant... Chaque pensée qui aurait pu vous retenir s'évapore doucement... comme de petites bulles emportées par le vent...

Chaque bulle contient une pensée inutile...

Un souci qui n'a plus besoin d'être dans votre esprit...

Ces bulles flottent loin... très loin... disparaissant dans l'air...

et vous vous sentez de plus en plus allégé... soulagé...

De plus en plus... libre..."

"Alors que vous plongez plus profondément... dans le sommeil... votre corps sait exactement quoi faire pour se régénérer... pour se ressourcer...

Tout se passe naturellement... parfaitement...

Vous ressentez cette harmonie...

Cette parfaite sérénité...

Vous vous souvenez que chaque nuit... vous pouvez revenir dans ce jardin... retrouver votre guide... et vous laisser glisser... dans ce sommeil doux... si apaisant...

Chaque nuit... cela devient de plus en plus facile... de plus en plus naturel... de trouver un sommeil réparateur...

Vous savez que chaque souci peut être transformé et emporté par ce ruisseau ou par ces bulles de pensées légères... vous laissant toujours... en paix..."

(Sortie douce de l'hypnose, optionnelle, si utilisé avant le coucher)

 "Si vous écoutez cette séance pour vous endormir maintenant... vous pouvez simplement vous laisser aller... glisser encore plus profondément... dans le sommeil...

(Sinon) prenez encore une grande respiration... pour ancrer en vous cette sérénité... que vous retrouverez facilement à chaque fois que le souhaiterez...

Vous pouvez maintenant commencer à revenir doucement ici et maintenant, en emportant avec vous ce calme... cette sérénité... sachant que ce jardin est toujours là pour vous, chaque fois que vous en avez besoin.

Commencez à bouger doucement vos mains, vos pieds, vous pouvez vous étirer si vous le souhaitez, vous pouvez bailler et quand vous êtes prêt, vous pouvez ouvrir lentement les yeux, pour revenir ici et maintenant en vous sentant rafraîchi et... apaisé."

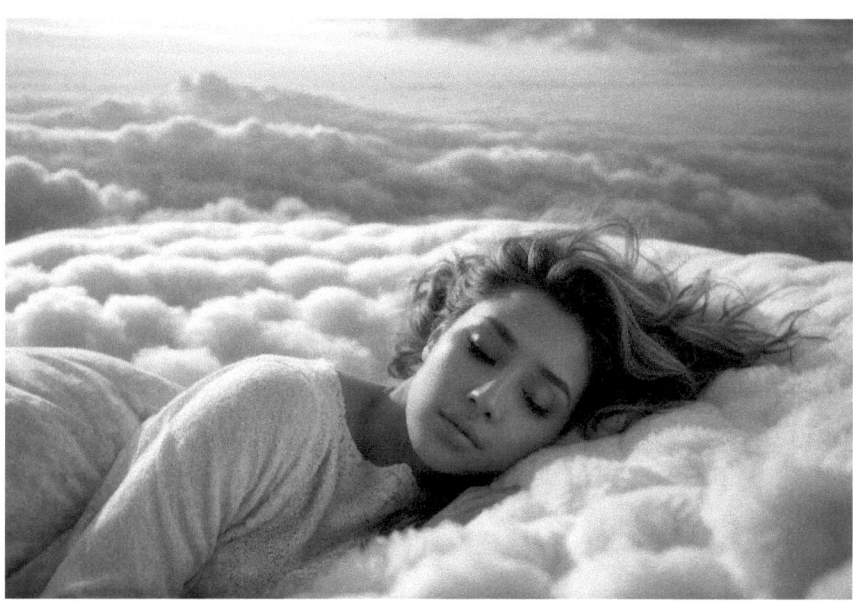

Les cinq blessures, selon Lise Bourbeau

Lise Bourbeau est une autrice québécoise qui a popularisé la notion des cinq blessures émotionnelles[6] qui, selon elle, influencent profondément notre comportement et nos relations.

Voici un aperçu des cinq blessures :

1. Le rejet : cette blessure survient souvent très tôt dans la vie et concerne un sentiment d'abandon ou de non-acceptation, souvent par un parent ou une figure d'attachement. La personne blessée par le rejet peut développer un masque de "fuyant" et avoir tendance à se retirer ou à éviter les situations où elle pourrait être rejetée.

2. L'abandon : celle-ci est liée à un sentiment de solitude ou de manque de soutien. La personne qui souffre de cette blessure peut développer un masque de "dépendant" et chercher constamment l'attention et la présence des autres, craignant d'être laissée seule.

3. L'humiliation : cette blessure est associée à la honte, souvent vécue par des personnes qui se sentent dévalorisées ou ridiculisées. Elles peuvent adopter un masque de

---

[6] Voir son bestseller « les 5 blessures qui empêchent d'être soi-même »

"masochiste", cherchant à plaire aux autres ou à se sacrifier pour éviter d'être humiliées.

4. La trahison : cette blessure survient lorsque la confiance est brisée, souvent par un parent ou un proche. Les personnes affectées développent un masque de "contrôlant" et cherchent à maîtriser les situations et les relations pour éviter de revivre la trahison.

5. L'injustice : cette blessure est liée à un sentiment de ne pas être traité équitablement ou de ne pas être respecté. Ceux qui en souffrent peuvent porter un masque de "rigide", cherchant la perfection et la justice dans toutes leurs actions pour se protéger.

Ces blessures, selon Lise Bourbeau, influencent nos comportements et nos interactions avec les autres. Elle propose que pour guérir, il est essentiel de reconnaître et de travailler sur ces blessures.

*

Blessure d'abandon

Ce script concerne les personnes qui ont le sentiment de manquer d'assurance affective, qui craignent la solitude, qui se plaignent parfois juste pour attirer l'attention sur elles, ou qui ont tendance à être trop fusionnelles.

*

(Après l'induction de votre choix)
...

"À présent... imaginez que vous êtes dans un endroit sûr... et confortable... un lieu où vous vous sentez entièrement en sécurité...

Dans cet espace... vous pouvez laisser venir à vous, sans jugement... toutes les sensations... et émotions... que vous avez pu ressentir autour de la blessure d'abandon...

Peut-être que des souvenirs d'enfance... ou des moments plus récents... vous reviennent...

Ressentez ces émotions... Observez-les... sans essayer de les changer...

Juste permettez-vous de les accueillir telles qu'elles sont...

Qu'est-ce que cela vous fait de les revisiter, ici... en toute sécurité ?"

"Est-ce que vous ressentez de la tristesse... de la peur... ou peut-être une forme de vide ? ...

Laissez simplement ces sensations être là... en sachant que vous êtes complètement en sécurité ici et maintenant...

Observez-les comme si vous les regardiez de loin... Ces sensations n'ont plus à vous contrôler..."

(Prise de conscience)

"Et maintenant... que ces sensations sont présentes... il est possible de prendre conscience de leur origine... Peut-être y a-t-il eu un ou plusieurs moments dans votre vie où vous vous êtes senti abandonné...

Ces moments ont pu laisser leurs empreintes... des marques dans votre esprit... et dans votre cœur...

Et ces empreintes ont pu influencer vos relations... vos émotions... votre façon de vous voir vous-même..."

"Prenez un instant pour comprendre que ce que vous avez ressenti à ce moment-là, c'était réel... mais que vous n'êtes plus la même personne aujourd'hui... Vous avez grandi... vous avez appris... vous avez vécu... et survécu...

Et maintenant... vous pouvez choisir... choisir de regarder cette blessure d'une nouvelle manière... avec plus de recul... et de sagesse..."

(Désir de changer et résolution)

"À mesure que vous prenez conscience de cela, vous commencez déjà à ressentir un désir de changement... un désir de ne plus être contrôlé par cette blessure du passé...

Imaginez un avenir où vous êtes libre... libéré de cette blessure... un avenir où vous pouvez vivre pleinement... sans que cette peur de l'abandon ne dicte vos choix... vos relations..."

"Ressentez ce profond désir... de changement... Permettez-le de grandir en vous... et décidez ici et maintenant que vous êtes prêt à aller de l'avant... prêt à libérer cette vieille blessure... à la transformer en une force... en une ressource... qui vous rend plus fort... plus résilient..."

(Étape de pardon envers soi et envers les autres)

"Maintenant... laissez venir à vous une image de vous-même... Peut-être un « vous » plus jeune... ou peut-être le « vous » d'aujourd'hui...

Regardez cette version de vous-même avec bienveillance... avec amour...

Et permettez-vous de lui pardonner...

Pardonnez-vous d'avoir porté cette blessure si longtemps... de l'avoir laissée influencer votre vie... C'est normal... vous avez fait de votre mieux avec les ressources que vous aviez à ce moment-là..."

"Et si vous le souhaitez... vous pouvez aussi choisir de pardonner à ceux qui ont pu être liés à cette blessure... Peut-être qu'ils ne savaient pas mieux...

Peut-être qu'ils étaient eux-mêmes blessés...

Vous n'avez pas à excuser leurs actes...

Mais vous pouvez choisir de ne plus porter ce fardeau... de laisser aller..."

(Prise de conscience de sa propre suffisance)

"Vous commencez maintenant à réaliser qu'en réalité... vous avez tout ce dont vous avez besoin en vous-même...

Vous êtes complet, entier...

Et même si c'est agréable d'être entouré... d'être aimé... vous pouvez aussi être parfaitement bien en étant seul... Maître de vous-même... de votre temps... de votre environnement... de vos émotions...

Vous avez cette capacité en vous...

Vous pouvez choisir de vous aimer vous-même... de vous soutenir vous-même...

Vous pouvez être votre meilleur allié..."

"Ressentez la force qui grandit en vous grâce à cette prise de conscience... La force de savoir que vous n'avez pas besoin de l'approbation... ou de l'attention des autres...

pour vous sentir bien... Vous êtes suffisant... Vous êtes capable... Vous êtes assez..."

(Minimisation du besoin d'attention et indépendance émotionnelle)

"Vous comprenez maintenant que vous n'avez pas besoin d'attirer constamment l'attention des autres pour vous sentir complet...

Vous pouvez choisir de vous libérer... de cette dépendance...

Vous pouvez vous offrir tout l'amour... tout le soutien... toute l'attention dont vous avez besoin...

Ressentez ce nouveau sentiment de liberté... de légèreté...

C'est comme si un poids s'était levé de vos épaules..."

(Rappel de bons moments d'entourage et de confiance)

"Prenez maintenant un instant pour vous souvenir d'un moment où vous vous êtes senti entouré, aimé, en confiance... Un moment où vous vous êtes senti vraiment bien, vraiment en sécurité... Revivez ce moment... Sentez toutes ces émotions... positives... Laissez-les grandir en vous... et réalisez que ces moments sont toujours en vous... et que vous pouvez y accéder à tout moment..."

(Ancrage de cette ressource)

"Maintenant... prenez ces sentiments positifs... ce sentiment de sécurité... de confiance... et ancrez-le profondément en vous...

Imaginez que vous pouvez les mettre dans un endroit sûr en vous... un endroit où vous pourrez les retrouver à tout moment... à chaque fois que vous en aurez besoin... et pour ça, prenez encore deux bonnes respirations..."

"Vous pouvez même choisir un geste... une image... ou un mot... qui vous rappellera ces sentiments, chaque fois que vous en aurez besoin... Un ancrage personnel que vous pourrez utiliser pour vous reconnecter à cette force intérieure, à cette sécurité, à cette confiance..."

(Répétition et consolidation)

"Sachez que chaque fois que vous reviendrez à ces sentiments... ils deviendront de plus en plus forts... Chaque répétition renforce cet ancrage... et vous permet de vivre votre vie avec plus de liberté... plus de sérénité...

Vous devenez de plus en plus indépendant... émotionnellement...

Vous êtes capable de vous aimer... de vous soutenir... Vous êtes entier... vous êtes suffisant..."

(Conclusion et retour à l'état d'éveil)

"À présent... prenez quelques instants pour vous remercier de vous être offert ce moment...

Un moment pour guérir... pour grandir...

Et doucement, commencez à revenir dans l'ici et le maintenant... en ramenant avec vous tout ce que vous avez appris, tout ce que vous avez ressenti...

Quand vous serez prêt, vous pourrez commencer à bouger vos mains, vos pieds, à vous étirer si vous le souhaitez, et puis en douceur, vous pourrez ouvrir les yeux... en vous sentant parfaitement bien, calme, et serein... prêt à avancer dans votre vie avec confiance et indépendance..."

Blessure d'humiliation

Ce script concerne ceux qui se sentent facilement honteux, humiliés. Ceux qui ont du mal à exprimer leurs besoins. Ceux qui sont facilement atteints par le moindre événement ou qui ont toujours l'impression d'être responsable des événements.

*

(Après l'induction de votre choix)
...

"Maintenant que vous êtes complètement... détendu... imaginez que vous êtes dans un endroit sûr... un lieu où vous vous sentez totalement... en sécurité... Et dans cet espace, permettez-vous de vous reconnecter aux moments où vous avez ressenti... de l'humiliation... Peut-être que ce sont des souvenirs d'enfance... ou des moments plus récents... Laissez ces sensations venir à vous... Observez-les... sans jugement... sans essayer de les changer... Juste permettez-vous de les ressentir... de les comprendre..."

"Que ressentez-vous en repensant à ces moments ? ... Peut-être une lourdeur dans la poitrine... une gêne dans l'estomac... ou une chaleur désagréable sur le visage...

Quoi que vous ressentiez, laissez ces sensations s'exprimer ici... dans cet espace sûr... Vous n'êtes plus obligé de les réprimer... ou de les ignorer..."

(Prise de conscience)

"En observant ces sensations… peut-être que vous commencez à comprendre leur origine… Peut-être qu'elles sont liées à des moments où vous avez ressenti que vous n'étiez pas à la hauteur… des moments où vous avez eu l'impression d'être rabaissé… d'être indigne…

Prenez un moment pour reconnaître ces expériences… pour admettre à quel point elles ont pu vous marquer… Vous avez peut-être même commencé à croire ces pensées… à croire que vous n'étiez pas assez bon… assez digne…"

"Mais ici… dans cet espace… vous pouvez commencer à comprendre que ces pensées ne sont pas la vérité… qu'elles sont issues de blessures… de peurs… d'anciennes croyances… qui n'ont plus besoin de vous contrôler…

Vous avez maintenant la possibilité de regarder ces pensées pour ce qu'elles sont… juste des pensées… et non pas des faits…"

(Désir de changer et résolution)

"Maintenant… que vous prenez conscience de ces croyances limitantes… ressentez le désir de vous en libérer…

Imaginez un avenir où vous vous sentez libre… libre de tous ces jugements… Percevez un avenir où vous vivez en respectant qui vous êtes… sans vous rabaisser…

Sans vous sentir indigne..."

"Ressentez ce désir de changement... cette force qui grandit en vous... vous permettant de vous affirmer... de prendre soin de vous... sans aucune honte... sans aucune culpabilité...

Vous êtes prêt à vivre pleinement... à vous respecter... et à respecter vos besoins... à ne plus vous rabaisser... à ne plus vous humilier... Ressentez cette résolution s'ancrer profondément en vous..."

(Prise de conscience de l'autosabotage et valorisation de soi)

"Prenez un moment pour réaliser combien de fois vous vous êtes rabaissé... combien de fois vous vous êtes jugé sévèrement... vous vous êtes rendu indigne... Peut-être en faisant passer les besoins des autres avant les vôtres... en vous oubliant... en vous sacrifiant... et parfois même en vous humiliant en voulant tout faire pour les autres...

Vous pouvez maintenant voir clairement que cela n'était pas justifié... qu'il n'y avait aucune raison valable de vous traiter ainsi..."

"Reconnaissez la valeur que vous avez... et la nécessité de prendre soin de vous en premier...

Vous ne pouvez aider les autres que si vous êtes vous-même en bon équilibre... en paix avec vous-même...

Vous pouvez choisir de vous valoriser… de respecter vos propres besoins… et de laisser les autres faire leur part… en leur offrant la possibilité de grandir eux aussi, sans leur ôter leur responsabilité…"

(Étape de pardon envers soi et envers les autres)

"Maintenant… laissez venir à vous une image de vous-même… Peut-être un « vous » plus jeune, ou peut-être le « vous » d'aujourd'hui…

Regardez cette version de vous-même avec compassion… avec bienveillance… avec amour…

Pardonnez-vous d'avoir cru ces pensées erronées… d'avoir porté ce fardeau de l'humiliation si longtemps… Vous avez fait de votre mieux avec ce que vous saviez à ce moment-là…

Alors maintenant… il est temps de vous pardonner… de vous libérer de ce poids inutile…"

"Et si cela résonne pour vous… vous pouvez aussi choisir de pardonner ceux qui ont contribué à cette blessure…

Peut-être qu'ils ne savaient pas ce qu'ils faisaient…

ou peut-être qu'ils étaient eux-mêmes blessés…

Vous n'êtes pas obligé d'excuser leurs actes… mais vous pouvez choisir de ne plus porter la charge de leur jugement…

Vous pouvez choisir de vous libérer… et de les libérer également…"

(Prise de conscience de la honte et de l'acceptation)

"Prenez un moment pour reconnaître à quel point vous avez pu avoir honte de vous-même… ou même de ceux qui vous entouraient… peut-être à cause de leurs actions… de leurs paroles… ou peut-être parce qu'ils ont eu honte de vous…

Il est temps de regarder ces faits en face… sans détour… sans vous voiler la face… Ce n'est pas agréable, mais c'est nécessaire pour vous en libérer…"

"En acceptant ces expériences, en les reconnaissant pour ce qu'elles sont… vous pouvez commencer à les laisser aller…

Ces moments ne définissent pas qui vous êtes…

Ils font partie de votre passé… mais vous n'êtes plus obligé de les porter avec vous dans l'avenir…

Vous êtes libre de ces jugements… libre de cette honte…"

(Rappel de bons moments de confiance et d'épanouissement)

"Et maintenant… au contraire, prenez un moment pour vous rappeler des instants où vous vous êtes senti bien… vraiment très bien… confiant… épanoui…

Peut-être un moment où vous avez ressenti du plaisir… de la joie… en étant pleinement vous-même… sans honte… sans jugement…

Revivez ce moment dans votre esprit… Retrouvez le décor… les sons… les couleurs… l'ambiance… Les émotions…

Ressentez à nouveau toutes ces émotions positives… Laissez-les grandir en vous… Sentez à quel point il est bon de vous sentir ainsi… en pleine confiance…"

(Ancrage de cette ressource)

"Prenez ces merveilleux sentiments de confiance… de bien-être… de plaisir… et ancrez-les profondément en vous…

Imaginez que vous pouvez les placer dans un endroit sûr à l'intérieur de vous… Un endroit où vous pouvez les retrouver à tout moment… à chaque fois que vous en aurez besoin… Fixez les en vous avec deux bonnes respirations…"

"Vous pouvez également choisir un geste… une image… ou un mot… qui vous rappellera tous ces délicieux sentiments, chaque fois que vous en aurez besoin…

Un ancrage personnel qui vous aidera à vous reconnecter à cette force intérieure… à cette confiance… chaque fois que vous en aurez besoin…"

(Répétition et consolidation)

"À chaque fois que vous reviendrez à ces sentiments positifs, ils deviendront de plus en plus forts… Chaque répétition renforce cet ancrage… Vous devenez de plus en plus confiant… de plus en plus épanoui…

Vous vous respectez… vous valorisez vos besoins…

Vous êtes capable de vous aimer… de vous soutenir… Vous êtes assez… vous êtes digne…"

(Conclusion et retour à l'état de conscience)

"Maintenant, prenez quelques instants pour vous remercier d'avoir pris ce temps pour vous… pour guérir… pour grandir…

Et doucement… à votre rythme, commencez à revenir dans l'ici et le maintenant… en ramenant avec vous tout ce que vous avez appris, tout ce que vous avez ressenti… Et quand vous serez prêt, en douceur, vous pourrez vous étirer, bailler si vous le souhaiter, et enfin vous pouvez ouvrir les yeux… en vous sentant parfaitement bien, calme, et serein… prêt à avancer dans votre vie avec confiance, dignité, et épanouissement…"

Blessure de trahison

Ce script concerne les personnes qui ont besoin de montrer qu'elles sont quelqu'un de bien, celles trop exigeantes envers elles-mêmes et envers les autres, celles qui se sentent indispensables et qui ont besoin d'embellir les choses pour avoir le beau rôle.

NB : une blessure de trahison est souvent précédée par une blessure d'abandon.

*

(Après l'induction de votre choix)
…

Imaginez que vous vous enfoncez encore… encore plus loin dans cet état… de relaxation… profonde… un état… de paix intérieure…

Vous êtes dans un endroit sûr… un lieu où vous vous sentez complètement en sécurité…"

(État des lieux du problème et des ressentis)

"Maintenant… que vous êtes pleinement… détendu, je vous invite à explorer… les sensations qui entourent la blessure de trahison…

Peut-être qu'il y a des souvenirs qui reviennent… des moments où vous avez ressenti cette blessure…

Peut-être que vous vous rappelez d'une personne ou d'une situation particulière…

Observez simplement ce qui vient à vous… sans jugement… sans essayer de modifier ce que vous ressentez…

Juste laisser ces émotions s'exprimer…"

"Peut-être ressentez-vous de la colère… de la déception… ou même de la tristesse…

Permettez à ces émotions d'être présentes… de s'exprimer…

Sans chercher à les repousser ou à les contrôler…

Elles sont là pour une raison… et vous êtes maintenant prêt à les comprendre… à les accepter…"

(Prise de conscience)

"En observant ces émotions… vous commencez peut-être à réaliser leur origine…

Peut-être qu'elles viennent d'une trahison, réelle ou ressentie… qui vous a profondément marqué…

Ces expériences ont pu laisser une empreinte dans votre esprit… une blessure… qui vous a conduit à développer certains comportements… certaines attentes…"

"Mais aujourd'hui… vous pouvez choisir… choisir de prendre du recul… de comprendre que ces émotions… bien qu'intenses… ne définissent pas qui vous êtes… Elles sont le reflet d'un moment… d'une expérience… mais elles ne sont pas votre nature… Vous êtes bien plus que cette blessure…"

(Désir de changer et résolution)

"Maintenant… que vous comprenez l'origine de ces émotions… vous pouvez ressentir un profond désir de changement… Imaginez-vous dans un avenir où vous êtes libre… libéré de cette blessure…

Un avenir où vous ne vous laissez plus contrôler par la peur de la trahison… où vous pouvez faire confiance à nouveau… à vous-même… et aux autres…"

"Ressentez ce désir de changer… cette force… qui grandit en vous… une force… qui vous pousse à libérer cette blessure… à la transformer… en une ressource qui vous rend plus fort… plus résilient… Vous n'avez plus besoin de porter ce fardeau…

Vous êtes prêt à avancer… à laisser cette blessure derrière vous…"

(Étape de pardon envers soi et envers les autres)

"Imaginez maintenant une version de vous-même… Peut-être plus jeune… ou peut-être vous-même aujourd'hui… Regardez cette version de vous avec compassion… avec bienveillance…

Et pardonnez-vous… d'avoir porté cette blessure si longtemps… d'avoir peut-être laissé cette trahison influencer vos choix… vos relations…

Vous avez simplement fait de votre mieux avec les ressources que vous aviez à ce moment-là…"

"Et si vous le souhaitez… vous pouvez aussi choisir de pardonner… à ceux qui ont pu être liés à cette blessure…

Peut-être qu'ils ne savaient pas faire mieux…

Peut-être qu'ils étaient eux-mêmes blessés…

Vous n'avez pas à excuser leurs actes… mais vous pouvez choisir de ne plus porter ce fardeau… de laisser aller cette douleur…"

(Lâcher prise et abandon du contrôle)

"Maintenant… que vous avez fait la paix avec cette blessure… prenez un moment pour reconnaître le besoin de contrôle que cette blessure a pu engendrer... Peut-être que vous avez souvent ressenti le besoin de tout contrôler... de tout planifier... pour éviter d'être à nouveau blessé..."

"Mais aujourd'hui... vous pouvez choisir de lâcher prise... Vous n'avez plus besoin de démontrer votre force... ou votre réussite... pour vous sentir en sécurité...

Vous n'avez plus besoin d'impressionner les autres... pour prouver votre valeur... Vous êtes assez... juste tel que vous êtes...

Vous pouvez laisser aller... ce besoin de contrôle... ce besoin... de prouver quoi que ce soit... et simplement être vous-même, libre, serein..."

(Ancrage de la ressource du lâcher-prise)

"Prenez maintenant ces nouvelles réalisations... cette capacité à lâcher prise... et ancrez-les profondément en vous...

Imaginez que vous pouvez les placer dans un endroit sûr à l'intérieur de vous...

Un endroit où vous pouvez les retrouver à tout moment, chaque fois que vous en aurez besoin..."

"Vous pouvez également choisir un geste... une image... ou un mot... qui vous rappellera ce sentiment de... liberté... de lâcher-prise... chaque fois que vous en aurez besoin...

Un ancrage personnel qui vous aidera à vous reconnecter à cette force intérieure… à cette sérénité… chaque fois que vous en aurez besoin…

Alors prenez encore deux bonnes respirations pour fixer en vous cette délicieuse capacité de… lâcher prise"

(Courte pause, répétition et consolidation)

"Sachez que chaque fois que vous reviendrez à ces sentiments… de lâcher-prise… de paix intérieure… ils deviendront de plus en plus forts…

Chaque répétition renforce cet ancrage…

Vous devenez de plus en plus capable de vivre sans ressentir le besoin de tout contrôler… sans chercher à prouver quoi que ce soit…

Vous êtes libre… libre de simplement être vous-même… en toute simplicité… en toute authenticité…"

(Conclusion et retour à l'état de conscience ordinaire)

"Maintenant… prenez quelques instants pour vous remercier d'avoir pris ce temps pour vous… pour guérir… pour grandir…

Et doucement, commencez à revenir dans l'ici et le maintenant… en ramenant avec vous tout ce que vous avez appris, tout ce que vous avez ressenti…

Commencez par bouger vos mains, vos pieds, à vous étirer si vous le souhaitez, prenez encore une bonne respiration et quand vous serez prêt, vous pourrez doucement ouvrir les yeux… en vous sentant parfaitement bien, calme, et serein… prêt à avancer dans votre vie avec confiance, en lâchant prise, et en vous sentant libéré de cette blessure…"

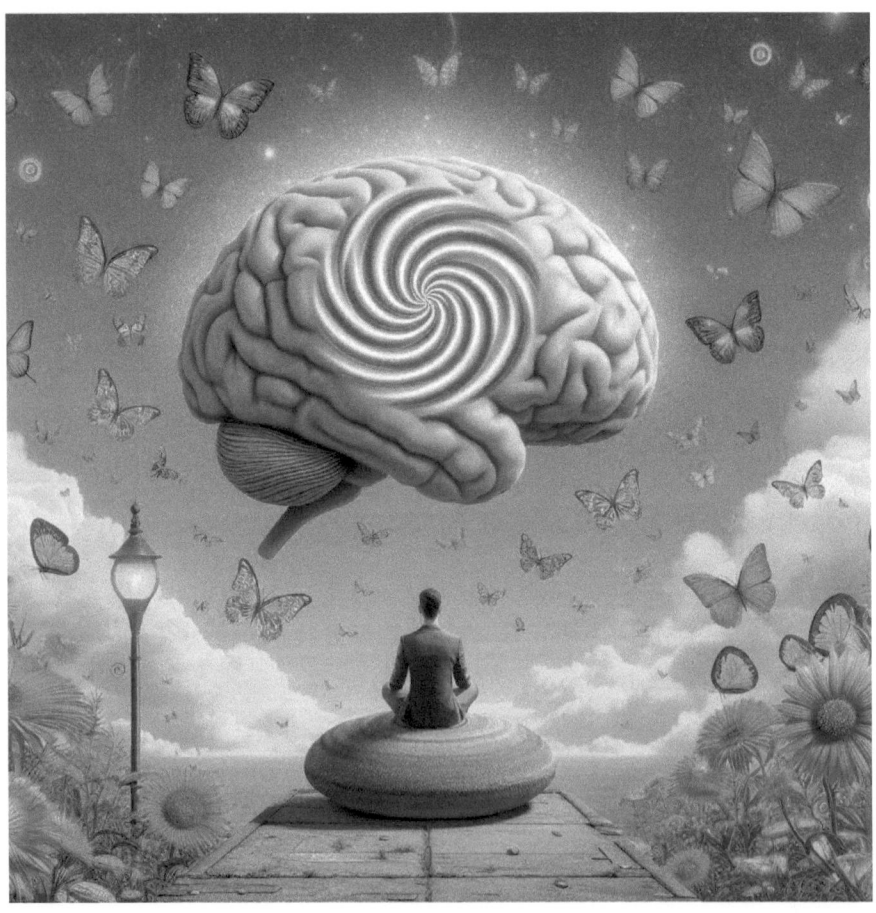

Blessure d'injustice

Ce script s'adresse à ceux qui pensent ne pas avoir été compris dans leur sensibilité, qui ont déduit qu'il fallait être parfait et qui montrent peu leurs sentiments.
Ils cherchent à tout contrôler, et apparaissent auprès des autres comme des personnes froides. Elles sont en principe dures envers leur corps et assez peu enclines à se faire plaisir.

NB : une blessure d'injustice est toujours précédée par une blessure de rejet.

*

(Après l'induction de votre choix)
...

"Maintenant que vous êtes complètement... détendu... je vous invite à vous connecter à cette partie de vous qui ressent profondément... l'injustice...
Peut-être que des souvenirs reviennent... des moments où vous avez ressenti que les choses n'étaient pas justes... pas équitables...
Prenez le temps de vous reconnecter à ces ressentis... sans jugement... sans essayer de les repousser... Observez simplement ce qui vient à vous... permettez à ces émotions d'être présentes..."

"Peut-être ressentez-vous une certaine rigidité dans votre

corps... une tension... ou une sensation d'inconfort... ces ressentis sont là pour une raison...
Ils reflètent cette blessure que vous portez depuis longtemps... Très longtemps... Trop longtemps...
Prenez alors un moment pour les laisser être... pour les reconnaître..."

(Prise de conscience)
"En observant ces émotions... vous commencez peut-être à comprendre leur origine...
Cette blessure d'injustice a peut-être influencé la façon dont vous percevez le monde... et dont vous vous percevez...
Peut-être qu'elle vous a amené à chercher la perfection... à vouloir tout contrôler... pour que rien ne soit laissé au hasard...
Peut-être que vous avez développé des attentes élevées... envers vous-même... et envers les autres... et que cela a parfois créé encore plus de tension... plus de frustration..."

"Mais aujourd'hui... ici... dans cet espace de sécurité... vous pouvez commencer à comprendre que cette recherche de perfection... ce désir de contrôle... sont liés à cette blessure... et qu'ils ne sont plus nécessaires...
Vous pouvez commencer à laisser aller... ces vieilles croyances... ces vieilles habitudes... qui ne vous servent plus..."

(Courte pause, puis désir de changer et résolution)
"Maintenant que vous comprenez mieux cette blessure... ressentez en vous le désir de changement... Imaginez un avenir où vous n'avez plus besoin d'être parfait... où vous pouvez vous autoriser à être humain... à faire des erreurs... à ressentir

des émotions… un avenir où vous vivez avec plus… de légèreté… plus de douceur… envers vous-même…"

"Ressentez ce désir grandir en vous… Ce désir de vous libérer du poids de cette perfection… du besoin d'être toujours fort… toujours juste…
Vous êtes prêt à vous accorder le droit à l'erreur… le droit d'éprouver des sentiments… à vivre avec plus de compassion… pour vous-même… et pour les autres… à accepter que parfois… les choses ne sont pas parfaites… et que c'est très bien ainsi…"

(Pardon envers soi et envers les autres)
"Maintenant… imaginez-vous face à cette version de vous-même qui a souffert de cette blessure…
Peut-être que c'est un « vous » plus jeune, ou peut-être le « vous » d'aujourd'hui…
Regardez cette version de vous avec amour… et compassion…
Pardonnez-vous d'avoir porté ce fardeau de l'injustice si longtemps…
Vous avez fait de votre mieux avec ce que vous saviez à ce moment-là…"
"Et si cela résonne en vous, vous pouvez également choisir de pardonner ceux qui ont pu contribuer à cette blessure… Peut-être qu'ils ne comprenaient pas… peut-être qu'ils étaient eux-mêmes blessés…
Vous pouvez choisir de ne plus porter ce fardeau… de vous libérer de ces émotions négatives… et de les libérer également…"

(Courte pause, puis, devenir moins perfectionniste et se donner le droit à l'erreur)
"Prenez maintenant un moment pour reconnaître la pression que vous vous êtes mise… à cause de ce besoin d'être parfait… de ne pas commettre d'erreurs… Comprenez que cette perfection n'est pas nécessaire… personne ne l'exige de vous… vous avez le droit de faire des erreurs… d'apprendre… de progresser…
Vous êtes humain… et en tant qu'humain… vous avez le droit de ne pas être parfait…
Et c'est cette humanité qui fait votre force… votre beauté…"
"Alors, autorisez-vous à relâcher cette pression… à vivre avec plus de légèreté… à accepter que parfois les choses ne se passent pas comme prévu… et que c'est tout à fait normal…
Vous n'avez plus besoin de chercher à être parfait… Vous êtes suffisant tel que vous êtes… avec vos imperfections… avec vos erreurs…"

(Se donner le droit d'éprouver des émotions et des sentiments)
"Et maintenant… permettez-vous de ressentir pleinement vos émotions…
Toutes les émotions que vous avez peut-être réprimées… cachées…
Donnez-vous la permission… de les vivre… de les exprimer…
Vous avez le droit d'éprouver… de la tristesse… de la joie… de la colère… de l'amour…
Vous êtes un être sensible… et c'est cette sensibilité qui fait de vous une personne complète… et authentique…"

"Ressentez à quel point il est... libérateur... de vivre vos émotions... sans jugement... sans les étouffer...
Vous êtes libre d'éprouver ce que vous ressentez... et de le faire en toute sécurité... en toute légitimité...
Ces émotions ne vous affaiblissent pas... au contraire... elles vous rendent plus fort... plus résilient..."

(Ancrage de ces ressources)
"Prenez maintenant ces nouvelles compréhensions... cette capacité... à lâcher prise... à accepter l'imperfection... et à vivre vos émotions pleinement... et ancrez-les profondément en vous...
Imaginez que vous pouvez les placer dans un endroit sûr à l'intérieur de vous...
Un endroit où vous pouvez les retrouver à tout moment... chaque fois que vous en aurez besoin..."

"Choisissez un geste... une image... ou un mot qui vous rappellera ces ressources chaque fois que vous en aurez besoin...
Un ancrage personnel qui vous aidera à vous reconnecter à cette nouvelle liberté... à cette paix intérieure..."

(Répétition et consolidation)
"Chaque fois que vous reviendrez à ces sentiments de liberté... de lâcher-prise... et d'acceptation... ils deviendront de plus en plus forts...
Chaque répétition renforce cet ancrage... Vous devenez de plus en plus capable de vivre sans ressentir le besoin d'être parfait... sans réprimer vos émotions...

Vous êtes libre... libre d'être vous-même... avec toutes vos nuances... avec toute votre humanité..."

(Conclusion et retour à l'état de conscience ordinaire)
"Prenez quelques instants pour vous remercier d'avoir pris ce temps pour vous... pour guérir... pour grandir...

Et doucement, commencez à revenir dans l'ici et maintenant... en ramenant avec vous tout ce que vous avez appris... tout ce que vous avez ressenti...

Quand vous serez prêt, après une grande respiration, vous pourrez sentir une grande vague d'énergie positive monter en vous, et en douceur, vous pourrez ouvrir les yeux... en vous sentant parfaitement bien, calme, et serein... prêt à avancer dans votre vie avec plus de légèreté, en vous acceptant pleinement, et en laissant aller ce besoin de perfection..."

Blessure de rejet

Ce script est pour ceux qui manquent d'estime de soi, qui évitent d'attirer l'attention sur eux et doutent même de leur droit à « être », ce qui les pousse à fuir.

*

(Après l'induction de votre choix)
...

"Maintenant que vous êtes profondément... détendu... je vous invite à vous connecter à cette partie de vous qui ressent la blessure du rejet...
Peut-être que des souvenirs remontent à la surface... des moments où vous avez ressenti le rejet... où vous vous êtes senti exclu... non accepté...
Laissez ces souvenirs... et ces émotions... se présenter à vous... sans les repousser... sans les juger...
Observez simplement ce qui vient à vous..."

"Vous ressentez peut-être cette peur... cette angoisse... qui accompagne la blessure de rejet...
Cette sensation de ne pas être à votre place... de ne pas être assez...
Prenez un moment pour reconnaître ces émotions... pour les laisser être là... sans essayer de les changer... Simplement les observer... les accepter..."

(Prise de conscience)
"En explorant ces émotions, vous pouvez commencer à comprendre l'origine de cette blessure...
Peut-être que ce sentiment de rejet est lié à des expériences passées... à des moments où vous n'avez pas reçu l'amour... l'acceptation... dont vous aviez besoin...
Peut-être que cela vous a conduit à fuir... fuir les situations où vous pourriez être rejeté... à éviter les confrontations... à chercher l'approbation des autres... pour vous sentir en sécurité..."

"Mais aujourd'hui... vous pouvez commencer à voir ces expériences sous un nouveau jour...
Vous pouvez prendre conscience que ce rejet... bien qu'il ait été douloureux... ne définit pas qui vous êtes... Vous êtes bien plus que cette blessure... et vous avez le pouvoir... le pouvoir de vous libérer de son emprise..."

(Désir de changer et résolution)
"Maintenant... que vous comprenez mieux cette blessure... vous pouvez ressentir en vous un profond désir de changement...
Imaginez un avenir où vous n'êtes plus contrôlé par la peur du rejet...
Un avenir où vous vous sentez... en paix... avec vous-même... où vous n'avez plus besoin de fuir...
Un avenir où vous vivez pleinement... sans chercher constamment l'approbation des autres..."
(Courte pause)

"Ressentez ce désir de changement... comme il grandit en vous...
Ce désir de vous libérer... de cette peur... de ces comportements qui vous ont limité...
Vous êtes prêt à embrasser une nouvelle façon de vivre... une façon de vivre où vous êtes libre... libre d'être vous-même... sans crainte du rejet... sans besoin de validation extérieure..."

(Pardon envers soi et envers les autres)
"Prenez maintenant un moment pour vous pardonner d'avoir porté cette blessure si longtemps... Pardonnez-vous d'avoir peut-être évité certaines situations... d'avoir toujours cherché l'approbation des autres...
Vous avez fait de votre mieux avec les ressources que vous aviez à ce moment-là..."

"Et si cela vous semble juste, vous pouvez également choisir de pardonner ceux qui ont pu contribuer à cette blessure...
Peut-être qu'ils ne savaient pas mieux... peut-être qu'ils étaient eux-mêmes blessés...
En pardonnant, vous choisissez de ne plus porter ce fardeau... de vous libérer de ces émotions négatives..."

(Cesser de fuir et affronter la peur du rejet)
"Maintenant... que vous avez commencé à vous pardonner... et à pardonner aux autres... vous pouvez vous autoriser à cesser de fuir...
Imaginez une situation où vous pourriez ressentir la peur du rejet... et cette fois... au lieu de fuir... vous choisissez d'affronter cette peur...

Vous réalisez que cette peur n'a pas à vous contrôler… Vous avez le pouvoir de la traverser… de la surmonter…"

"Sentez en vous la force… La force de rester présent… même face à cette peur…
Vous n'avez plus besoin de vous cacher… de vous protéger…
Vous êtes capable d'affronter ces situations avec calme… avec assurance…
Vous pouvez accepter que vous n'avez pas besoin de l'approbation des autres pour vous sentir valable… Votre valeur ne dépend que de vous… de ce que vous ressentez à l'intérieur…"

(Vivre sans l'approbation des autres)
"Prenez un moment pour ressentir ce que cela fait de vivre sans chercher constamment l'approbation des autres… Imaginez-vous dans votre vie quotidienne… prenant des décisions… faisant des choix… non pas en fonction de ce que les autres pourraient penser… mais en fonction de ce qui est bon et juste pour vous… Ressentez cette liberté… cette légèreté…
Vous êtes libre… libre de vivre selon vos propres termes… sans avoir besoin de validation extérieure…"

(Courte pause)
"Vous pouvez maintenant commencer à vivre pour vous-même… en vous faisant confiance… en écoutant votre propre voix intérieure…
Vous êtes capable de prendre soin de vous… de vous aimer… sans chercher à plaire… ou à impressionner… Vous êtes assez,

tel que vous êtes…"

(Ancrage de ces ressources)
"Prenez ces nouvelles compréhensions… cette nouvelle liberté de vivre sans peur du rejet… sans besoin d'approbation… et ancrez-les profondément en vous… Imaginez que vous pouvez les placer dans un endroit sûr à l'intérieur de vous…
Un endroit où vous pouvez les retrouver chaque fois que vous en aurez besoin…"

"Et choisissez un geste… une image… ou un mot qui symbolise cette liberté… cette confiance en vous… Chaque fois que vous aurez besoin de vous reconnecter à cette force… à cette liberté… vous pourrez utiliser cet ancrage pour retrouver instantanément ces sensations…"

(Courte pause, puis répétition et consolidation)
"Chaque fois que vous reviendrez à ces sentiments de liberté… de confiance en vous… ils deviendront de plus en plus forts… Chaque répétition renforce cet ancrage…
Vous devenez de plus en plus capable… capable de vivre sans fuir… sans crainte du rejet… sans besoin de validation extérieure…
Vous êtes libre d'être vous-même… en toute confiance… en toute sérénité…"

(Conclusion et retour à l'état de conscience)
"Prenez encore un moment pour vous remercier d'avoir pris ce temps pour vous… pour guérir… pour progresser…
Et doucement, commencez à revenir dans l'ici et le

maintenant... en ramenant avec vous tout ce que vous avez appris... tout ce que vous avez ressenti...
Quand vous serez prêt, après une grande inspiration, vous pourrez ouvrir les yeux... en vous sentant parfaitement bien, calme, et serein... prêt à avancer dans votre vie avec plus de confiance en vous, libre du besoin d'approbation des autres, libre de vivre selon vos propres termes..."

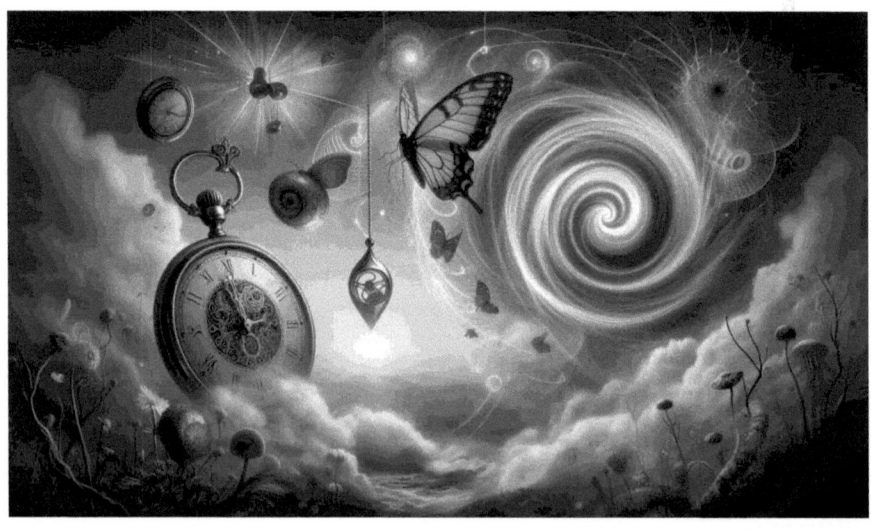

Claustrophobie

(Après l'induction de votre choix)
...

« Maintenant... que votre corps est complètement... détendu... laissez votre esprit dériver... Imaginez que vous êtes dans un endroit familier... et rassurant... Peut-être un lieu de votre enfance... ou un lieu que vous avez visité récemment et où vous vous êtes senti... en paix...

Ce lieu est baigné d'une lumière douce... et réconfortante... une lumière qui semble effacer toutes les tensions... toutes les peurs...

C'est un espace où vous vous sentez totalement... en sécurité...

Un espace où tout est sous votre contrôle...

Prenez un moment pour explorer ce lieu avec vos sens... Ressentez la température de l'air... la douceur du sol sous vos pieds... Écoutez les sons apaisants qui vous entourent...

Peut-être entendez-vous le chant des oiseaux... ou le doux murmure d'un ruisseau ou du vent...

Remarquez les couleurs... les formes... et comment tout dans cet endroit semble être exactement comme vous le souhaitez... Tout est parfait... et tout est sous votre contrôle...

Vous pouvez, à tout moment, modifier cet espace... Agrandir les murs... faire entrer plus de lumière... ou même changer le paysage... et vous êtes libre... libre de faire ce que vous souhaitez ici... »

(Renforcement du sentiment de contrôle)

« En continuant à... vous détendre... dans cet espace sûr... je vous invite maintenant à imaginer une situation où vous pourriez être dans un espace plus confiné... Peut-être un ascenseur... une petite pièce... un tunnel... Mais cette fois... vous remarquez quelque chose de différent... Vous vous sentez curieusement calme... en parfaite sécurité...

C'est comme si vous aviez maintenant le pouvoir... le pouvoir de transformer cet espace en quelque chose de confortable... de sûr... un espace où vous avez le contrôle...

Imaginez que les murs de cet espace peuvent se déplacer à votre commandement... Peut-être qu'ils reculent pour donner plus de place... ou qu'ils deviennent transparents pour laisser entrer plus de lumière... Vous réalisez que vous pouvez respirer facilement... qu'il y a toujours assez d'air... assez de lumière... et que, même dans cet espace plus confiné, vous êtes en totale sécurité... et que vous avez le contrôle total de votre environnement...

Vous pouvez même imaginer que cet espace est une extension de votre lieu sûr... que vous pouvez le rendre aussi confortable... et accueillant... que nécessaire... Peut-être que cet espace devient un cocon... un cocon protecteur qui vous enveloppe... et vous apaise... ou peut-être qu'il devient une pièce avec de grandes fenêtres ouvertes sur un paysage magnifique... Quel que soit l'endroit ou la situation que vous imaginez... rappelez-vous que vous êtes en total contrôle... Vous pouvez faire en sorte que cet espace réponde exactement à vos besoins... »

(Exploration des ressources internes)

« Pendant que vous êtes dans cet espace... prenez un moment pour vous connecter à vos ressources internes... Ces parties de vous qui sont fortes... résilientes... et pleines de sagesse... Vous avez en vous une capacité incroyable à vous adapter... à vous protéger... et à transformer les situations...

Et chaque fois que vous ressentez une quelconque inquiétude... ou peur... vous pouvez accéder à ces ressources... Elles sont toujours présentes... prêtes à vous soutenir...

Imaginez maintenant que ces ressources prennent la forme d'une lumière... une lumière qui commence à briller doucement... dans votre poitrine... Cette lumière est chaude... apaisante... et elle commence à s'étendre...

Elle remplit tout votre corps... vous apportant un sentiment profond... de paix... de sécurité...

Cette lumière vous rappelle que vous êtes toujours en sécurité... que vous avez le pouvoir de gérer toute situation... et de transformer votre expérience en quelque chose de... positif... et de contrôlable...

Et cette lumière reste avec vous... elle fait partie de vous... Et à chaque fois que vous entrez dans un espace clos... vous pouvez ressentir cette lumière rayonner... Vous pouvez vous rappeler de ce pouvoir que vous avez de créer votre propre sécurité... de transformer l'espace autour de vous... »

(Introduction d'ancrages positifs)

« Je vous invite maintenant à penser à une couleur... une couleur qui représente pour vous... la sérénité... la confiance... et le contrôle... Visualisez cette couleur entourant tout votre corps... comme une aura protectrice... Chaque fois que vous êtes dans un espace où vous ressentez de l'inconfort... imaginez cette couleur vous envelopper... Vous rappeler que vous êtes en parfaite sécurité... que vous avez... le contrôle...

Vous pouvez également choisir un mot... un mot qui symbolise pour vous le calme... la force intérieure... Peut-être ce mot est-il « paix » ... ou « sécurité » ... ou tout autre mot qui vous inspire...

Ce mot devient un ancrage... Un rappel de votre capacité à vous sentir... bien... peu importe où vous êtes... Et chaque fois que vous en ressentez le besoin... vous pouvez simplement penser à ce mot... le murmurer doucement... dans votre esprit... et sentir... ce calme... cette confiance... revenir à vous... »

(Courte pause et sortie de transe)

« Il est maintenant temps de revenir doucement à l'état d'éveil... Mais avant de le faire, prenez un moment pour apprécier tout ce que vous avez ressenti... toute cette force... et cette sécurité... que vous avez découvertes en vous-même... Et sachez que vous pouvez revenir à cet état... de calme... et de contrôle... à tout moment... simplement en fermant les yeux... en respirant profondément... et en vous reconnectant à votre espace sûr... à cette lumière intérieure... à cette couleur apaisante...

Dans un moment, je vais compter de un à cinq... et à chaque chiffre, vous allez commencer à revenir à l'état d'éveil, en ramenant avec vous toutes ces nouvelles ressources... cette nouvelle force...

Un... commencez à revenir doucement...

Deux... ramenez avec vous ce sentiment de contrôle et de calme...

Trois... devenez plus conscient de votre environnement, du lieu où vous êtes, de tout votre corps...

Quatre... commencez à bouger vos doigts, vos mains, en ramenant toute l'énergie positive...

Et cinq... ouvrez les yeux, complètement réveillé, alerte, et plein de confiance...

Sachant que vous avez en vous toutes les ressources nécessaires pour vous sentir en sécurité et en contrôle, où que vous soyez... »

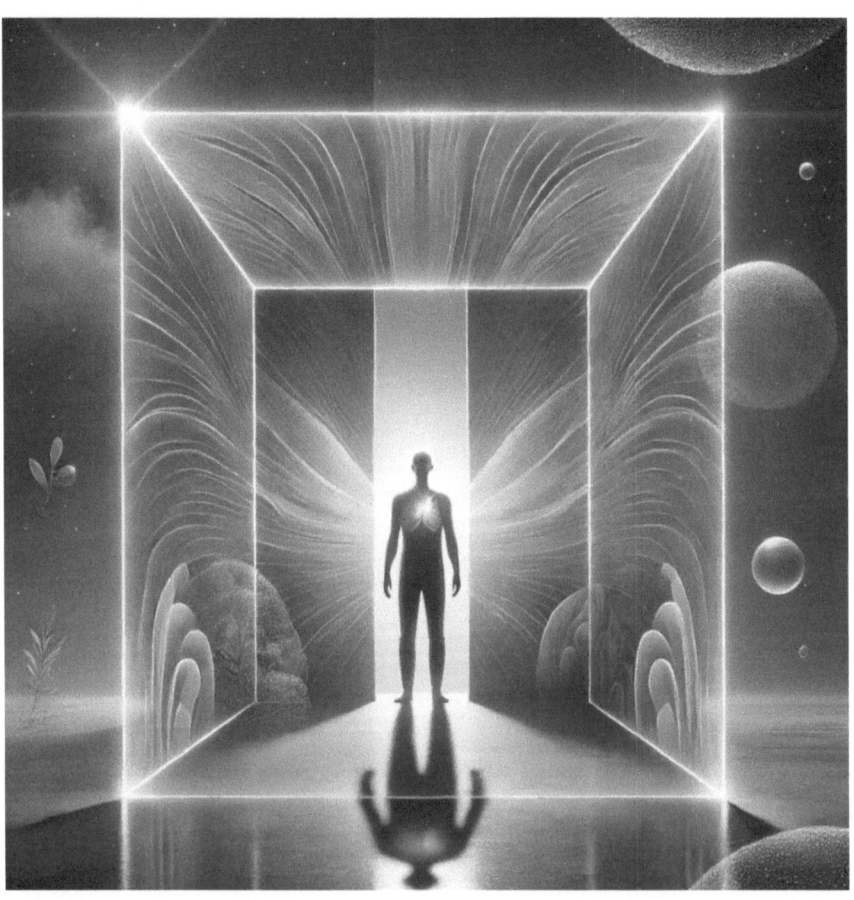

Peur de parler en public

(Après l'induction de votre choix)
…

Maintenant… imaginez que vous êtes dans un endroit qui vous est familier… et où vous vous sentez totalement… en sécurité.

Cela peut être un lieu réel, que vous connaissez bien… ou un endroit totalement… imaginaire…

C'est un espace où vous pouvez être totalement… vous-même… où vous vous sentez à l'aise… protégé…

Dans cet endroit… le calme… est total… la tranquillité… vous enveloppe… et vous sentez que c'est un espace où vous pouvez explorer vos pensées… en toute… sécurité…

Dans ce lieu… il y a une lumière douce… et apaisante… peut-être une lueur dorée… ou blanche… qui commence à briller… au sommet de votre tête…

Cette lumière est une source… de paix… et de confiance… Elle descend lentement… le long de votre corps… depuis votre tête… jusqu'à vos épaules… puis vers votre cœur… remplissant chaque cellule de votre corps… de sérénité… et de force…

Et plus cette lumière se propage… plus vous vous sentez… en sécurité… plus vous vous sentez centré…

Plus vous entrez profondément dans cet état... de relaxation...

(Exploration et ancrage de la confiance)

Alors que vous vous immergez dans cette lumière... je vais vous inviter à voyager dans votre esprit... à retourner à un moment où vous avez ressenti... une grande confiance en vous...

Cela pourrait être un souvenir d'enfance... ou un moment récent... où vous vous êtes senti... en pleine possession de vos moyens... où vous avez réussi quelque chose... avec aisance...

Prenez le temps de trouver ce moment... et une fois que vous l'avez... plongez-vous dedans...

Revivez cette expérience comme si elle se déroulait maintenant... Remarquez tous les détails autour de vous... les couleurs... les sons... les sensations... Ressentez cette confiance... se manifester dans votre corps...

Peut-être ressentez-vous une chaleur dans votre poitrine... ou une légèreté dans votre esprit...

Notez comment cette confiance... se traduit physiquement... en vous...

Prenez quelques instants pour vraiment savourer ce sentiment de maîtrise... de sérénité... de certitude...

Et à mesure que vous revivez ce souvenir... imaginez que... cette confiance... grandit en vous... comme une flamme qui devient plus forte... plus brillante... Cette confiance n'est pas limitée à ce seul moment... elle est une partie de vous... une partie de votre être... Imaginez maintenant... que vous pouvez prendre cette confiance... et la déplacer dans d'autres situations de votre vie... en particulier lorsque vous devez prendre la parole en public...

Visualisez-vous dans une situation future... où vous êtes sur le point de parler devant un groupe de personnes...

Mais cette fois... vous ressentez cette même confiance...

la même confiance que vous avez dans votre souvenir... Vous vous tenez droit... votre respiration est... calme... et régulière.

Vos pensées... sont claires... vos mots viennent facilement...

Vous ressentez une connexion avec votre auditoire... vous captez leur attention facilement...

et ils sont tout à fait réceptifs à ce que vous dites...

Vous êtes dans le moment... totalement présent... et chaque mot que vous prononcez vient avec une grande clarté... et une grande assurance... Vous en ressentez une immense satisfaction... Vous êtes dans la maîtrise... totale...

(Renforcement et visualisation future)

À chaque fois que vous imaginez cette scène... cette confiance devient encore plus forte...

Elle devient une partie intégrante... de vous... un réflexe naturel... à chaque fois que vous devez parler en public, devant un petit ou un immense auditoire... Vous retrouvez cette... maîtrise...

Vous pouvez visualiser cette scène autant de fois que vous le souhaitez... en ajoutant chaque fois de nouveaux détails... qui renforcent cette confiance...

Plus vous pratiquez cette visualisation... plus il devient facile... de l'incarner dans la réalité...

(Courte pause)

Imaginez maintenant... un futur proche où vous devez prendre la parole en public...

Vous voyez cette situation avec une perspective nouvelle... Vous êtes calme... vous êtes prêt... et vous avez hâte de partager ce que vous avez à dire...

Vous savez que vous avez la capacité... de captiver votre auditoire... de les engager... et de leur communiquer votre message avec efficacité... car vous avez... la maîtrise...

Cette vision de vous-même... parlant en public avec aisance... devient de plus en plus réelle... pour vous...

Chaque fois que vous vous retrouvez dans une situation où vous devez prendre la parole... vous pouvez faire appel à cette lumière... à cette confiance qui est maintenant ancrée en vous... Elle est toujours là... prête à vous soutenir... à vous guider... et à vous rappeler que vous êtes capable... capable de faire face à cette situation avec... calme et... assurance...

(Réintégration et réveil)

Maintenant... prenez un moment pour vous imprégner de tout ce que vous avez ressenti... et expérimenté...

Sentez cette confiance... qui s'ancre de plus en plus profondément en vous... avec chaque respiration... devenant une partie permanente de votre être...

Et sachez que chaque fois que vous revenez dans cet état... de relaxation... cette confiance se renforce davantage...

Je vais maintenant compter de un à cinq.

À cinq, vous serez de retour dans le moment présent, totalement réveillé, en pleine possession de vos moyens, et avec cette confiance nouvelle et inébranlable en vous.

Un, commencez à revenir lentement.

Deux, sentez votre corps dans l'espace où vous êtes, conscient de la surface qui vous soutient.

Trois, votre respiration devient plus énergique, plus vivante.

Quatre, commencez à bouger vos mains, vos pieds, revenez doucement.

Et cinq, vous pouvez ouvrir les yeux, totalement éveillé, en pleine forme, et prêt à affronter tout défi avec une confiance renouvelée.

Peur de conduire sa voiture

(Après l'induction de votre choix)
...

"Dans cet état de profonde... relaxation... je vous invite maintenant... à faire l'expérience de conduire votre voiture...

Imaginez que vous vous apprêtez à monter dans votre voiture...

Vous pouvez visualiser chaque détail... La couleur de la voiture... son intérieur...

Sentez la texture des sièges sous vos doigts...

Prenez votre temps pour ajuster le siège... les rétroviseurs... tout ce dont vous avez besoin pour vous sentir... confortable... et en... sécurité...

Et peut-être, en faisant cela, vous ressentez un peu de tension... un peu d'appréhension... et c'est tout à fait normal...

Vous pouvez prendre conscience de cette peur... de cette anxiété... observez où elle se trouve... en vous...

(Courte pause)

Et je vais maintenant vous demander de l'externaliser... de la visualiser... devant vous...

Imaginez que cette peur est un objet que vous pouvez tenir dans vos mains...

Peut-être que cet objet a une certaine forme... une certaine couleur... une certaine texture...

Il peut être lourd ou léger... chaud ou froid...

Prenez le temps d'observer cet objet... de sentir son poids... de le toucher...

Et maintenant... avec votre esprit... commencez à le transformer..."

(Transformation de la peur : dissolution et intégration positive)

"Voyez cet objet commencer à changer sous vos yeux... peut-être qu'il devient plus petit... ou qu'il change de couleur... devenant plus clair... plus lumineux...

Observez comme son aspect... sa texture... se modifient...

Au bout d'un instant... vous pouvez même l'observer... se dissoudre... se transformer en une fine brume... en une énergie douce... lumineuse...

Cette énergie représente tout ce dont vous avez besoin pour conduire... avec calme... confiance... et sécurité... Alors laissez cette nouvelle énergie... vous envelopper... Sentez-la entrer en vous... se diffuser dans tout votre corps... apportant avec elle un sentiment profond... de sérénité... de maîtrise...

Imaginez maintenant que vous commencez à conduire votre voiture… cette nouvelle énergie positive irradiant partout en vous… Ressentez comment cette énergie calme… et apaisante… vous guide dans chaque mouvement… à chaque fois que vous tournez le volant… que vous appuyez sur les pédales…

Remarquez comme il est agréable… de conduire ainsi… en toute sécurité… en toute confiance…

Vous êtes en contrôle… total… serein… à l'aise…

Vous maîtrisez parfaitement…"

(Renforcement : ancrage de la confiance)

"Maintenant, je vais vous demander d'ancrer ce sentiment de confiance… et ce sera la cas chaque fois que vous apercevrez… ou que vous toucherez la clé de contact de votre véhicule… Prenez un instant pour la visualiser… pour la ressentir dans votre main… sentez sa forme… sa texture… car dès que vous verrez… ou que vous prendrez en main cette clé… vous allez instantanément retrouver ce sentiment… de calme… de maîtrise… de confiance…

Comme si ce moment devenait un signal pour votre esprit… un signal pour activer ce sentiment profond… de sécurité… Conduire sera alors un moment de tranquillité… un moment où vous êtes complètement… à l'aise… en pleine possession de vos moyens…

Et chaque fois que vous répétez cette expérience... ce sentiment grandit en vous... devient plus fort... plus naturel...

(Courte pause)

Chaque fois que vous prendrez la clé de votre voiture, vous vous sentirez de plus en plus confiant...

Parfaitement... calme... serein... et vous savez que vous pouvez faire confiance... à votre capacité de conduire en toute sécurité..."

(Courte pause et retour progressif à l'état conscient)

"Maintenant... il est temps de revenir doucement à un état de conscience éveillée... Prenez votre temps... vous n'avez aucune hâte...

Commencez par porter votre attention sur les sensations dans votre corps...

Peut-être ressentez-vous vos pieds qui touchent le sol... ou le contact du support sous vous...

Commencez à bouger doucement, à vous étirer si vous le souhaitez...

Sentez l'énergie revenir dans vos muscles...

Lorsque vous serez prêt, vous pourrez prendre une profonde inspiration, et à l'expiration, commencer à ouvrir doucement les yeux...

Revenez ici et maintenant, totalement à l'état conscient...
Vous vous sentez revitalisé, plein de calme et de confiance...

Prêt à passer cette belle journée avec cette toute nouvelle sérénité, avec cette nouvelle confiance en vous..."

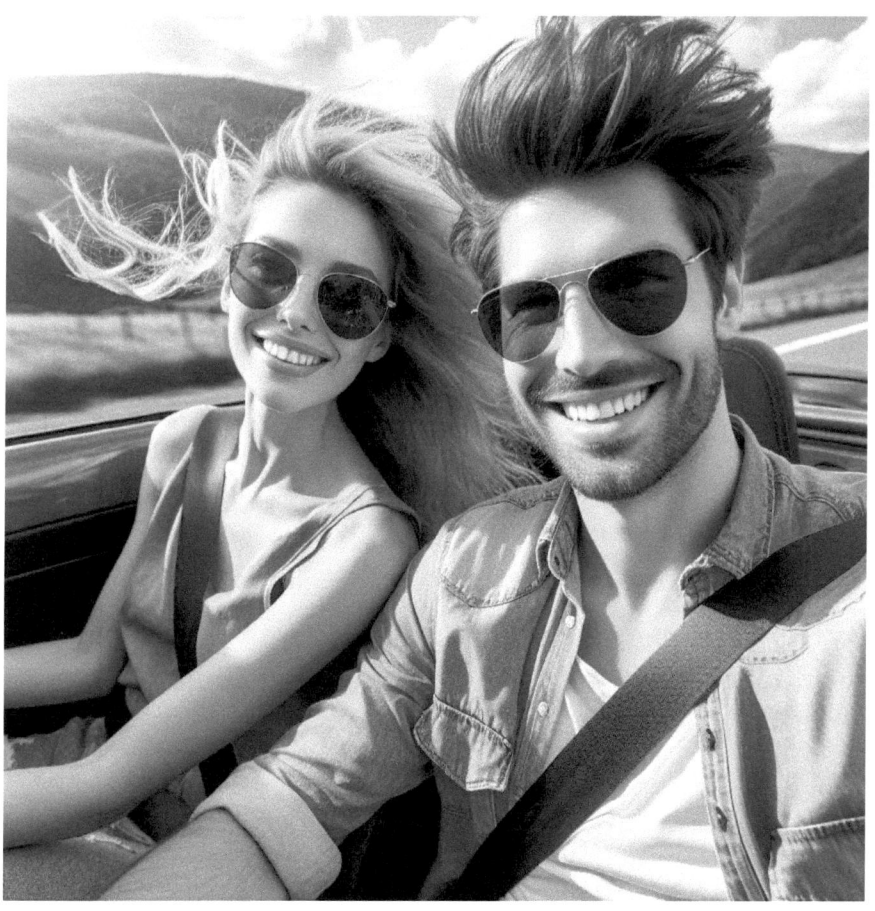

Confiance en soi

(Après l'induction de votre choix)
...

"Imaginez maintenant… que vous marchez le long d'une magnifique plage… le soleil chaud caressant doucement votre peau… et le bruit des vagues vous berçant dans une… relaxation profonde… à chaque vague qui vient s'échouer doucement sur le rivage… vous vous enfoncez encore un peu plus dans un état… de relaxation… Les vagues vont et viennent… et avec chaque vague… vous vous sentez de plus en plus… détendu… de plus en plus… en paix… Et vous comprenez déjà que… chaque pas sur le sable vous rapproche d'un lieu spécial… un lieu intérieur où réside… votre puissance personnelle…

Vous voyez au loin une porte… une porte ancienne et magnifique… faite de bois solide… ornée de symboles qui vous sont familiers…

Cette porte mène à un endroit où votre confiance en vous est à son apogée… un lieu où vous pouvez puiser toute la force intérieure… dont vous avez besoin…"

(Découverte du sanctuaire intérieur)

"Vous vous approchez de la porte… et avec chaque pas… vous ressentez… une montée de confiance en vous…

Vous savez que de l'autre côté de cette porte se trouve… un sanctuaire… un endroit sûr… où vous êtes en contact avec votre moi le plus puissant…

Vous ouvrez la porte… et vous entrez dans ce sanctuaire…

C'est un espace magnifique… parfaitement aménagé… avec des éléments qui vous inspirent… la force… et la sérénité…

Vous remarquez autour de vous des objets qui symbolisent… la confiance… la réussite… des souvenirs de moments où vous vous êtes senti… fort et… capable…"

(Ancrage de la confiance)

"Prenez un moment pour explorer ce sanctuaire… Chaque objet… chaque détail de ce lieu renforce votre confiance…

(Courte pause)

Vous voyez aussi une lumière douce… et chaleureuse… qui émane du centre de la pièce… une lumière qui représente votre essence… votre force intérieure… Approchez-vous de cette lumière… et sentez comment elle vous enveloppe… vous nourrissant de son énergie…

Cette lumière est une source infinie… de confiance… et vous réalisez que vous pouvez y puiser à tout moment…

Prenez une profonde inspiration… et sentez cette lumière infuser chaque cellule de votre corps… remplissant chaque partie de vous d'une confiance… profonde… et durable…"

(Renforcement positif)

"Vous ressentez maintenant cette confiance s'installer en vous...

Elle devient une partie intégrante de qui vous êtes... Vous réalisez que cette confiance a toujours été là... en sommeil... attendant d'être réveillée...

Vous vous rappelez des moments dans votre vie où vous avez fait preuve... de courage... de détermination... et de force...

Ces moments vous ont montré de quoi vous êtes capable...

Et maintenant... vous pouvez les utiliser pour vous rappeler que vous avez tout ce qu'il faut pour faire face à n'importe quelle situation... avec assurance..."

(Intégration de la confiance dans la vie quotidienne)

"Chaque jour... vous pouvez revenir dans ce sanctuaire... à cette lumière intérieure... pour renforcer encore plus votre confiance...

Vous savez que cette confiance est avec vous à tout moment... dans chaque décision que vous prenez... dans chaque interaction que vous avez...

Vous êtes une personne forte... capable... et vous avez en vous toutes les ressources nécessaires... pour réussir...

À chaque fois que vous vous trouvez face à un défi... vous pouvez revenir à cette lumière... à cette force intérieure... et laisser votre confiance vous guider..."

(Renforcement de la croyance en soi)

"À partir de maintenant... chaque fois que vous vous regardez dans un miroir... vous verrez cette confiance reflétée dans vos yeux...

Vous vous souvenez que vous êtes... digne... capable... et que vous avez en vous toutes les qualités pour réussir...

Chaque jour... cette confiance grandit un peu plus... s'enracinant profondément... en vous... vous rendant plus fort... et plus sûr de vous..."

(Courte pause et sortie douce de l'hypnose)

"Il est temps maintenant de quitter votre sanctuaire... mais vous savez que vous pouvez y revenir à tout moment...

Vous sortez par la porte... en emportant avec vous toute cette énergie... toute cette confiance...

Vous marchez à nouveau sur la plage... et à chaque pas... vous vous sentez plus réveillé... plus en phase avec cette nouvelle version de vous-même... plus confiant... plus sûr de vos capacités...

Vous entendez à nouveau le bruit des vagues, et à chaque vague qui vient s'échouer sur le rivage, vous revenez doucement ici et maintenant.

Commencez à bouger légèrement vos mains, vos pieds, vous pouvez bailler si vous le souhaitez, et quand vous vous sentirez prêt, vous pourrez ouvrir les yeux, empli de cette nouvelle confiance en vous !"

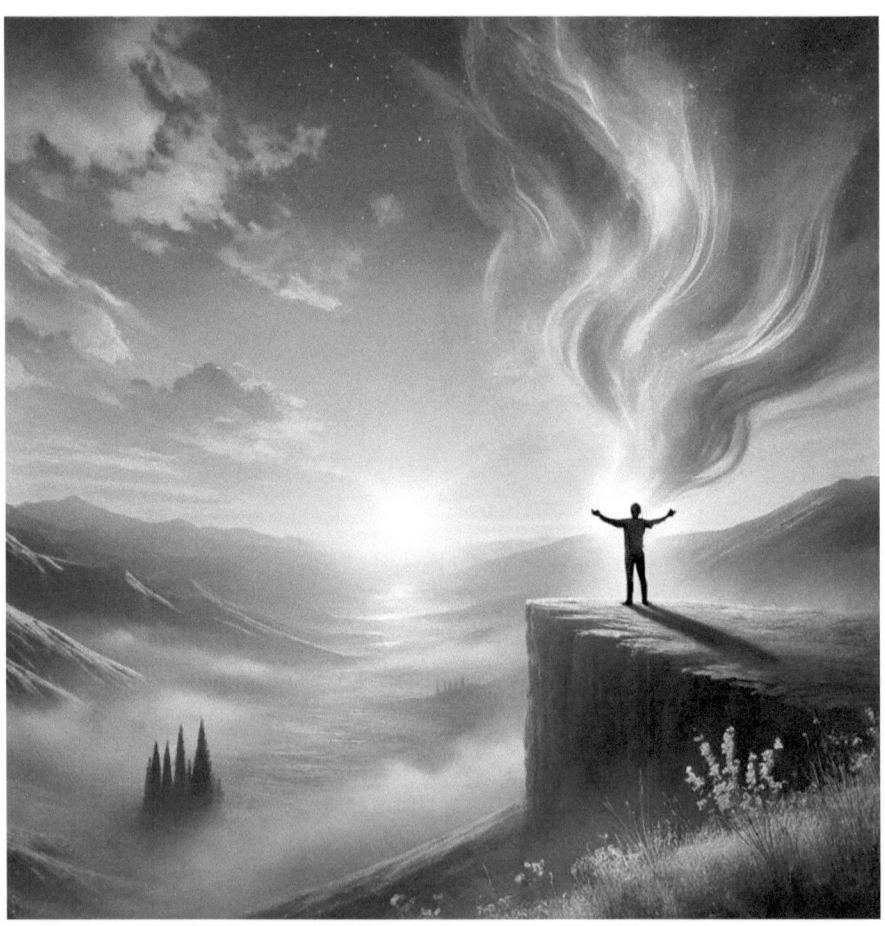

Confiance en soi, version longue

(Après l'induction de votre choix)
...

"Imaginez maintenant que vous êtes sur le sommet d'une colline verdoyante... surplombant un paysage magnifique... vaste et ouvert... où le ciel et la terre se rencontrent à l'horizon...

Vous êtes ici... en sécurité... prêt à explorer votre monde intérieur."

(Descente progressive dans la relaxation)

"Alors que vous vous tenez sur cette colline... ressentez la chaleur douce du soleil sur votre peau... et la caresse légère du vent...

Vous commencez à descendre lentement la colline... chaque pas vous amenant plus profondément dans un état... de relaxation...

Vous sentez l'herbe sous vos pieds nus... douce... et rafraîchissante... et chaque pas vous ancre un peu plus dans la terre... dans cette sécurité... dans cette paix intérieure...

Avec chaque pas... vous vous laissez aller... plus profondément... plus complètement... Vous entendez le chant des oiseaux au loin... et cela vous apaise encore davantage...

Vous êtes totalement en harmonie avec cet environnement... prêt à découvrir les trésors cachés en vous..."

(Visualisation d'un lieu intérieur de puissance)

"Alors que vous continuez à descendre cette colline... vous apercevez au loin une clairière... entourée d'arbres majestueux...

Ces arbres sont anciens... forts... profondément enracinés... et leur présence vous inspire un sentiment de stabilité... et de force...

En arrivant dans la clairière... vous ressentez une énergie particulière... une énergie qui semble vibrer dans l'air... autour de vous... et en vous...

C'est un lieu sacré... un sanctuaire... où réside votre puissance intérieure...

Au centre de la clairière se trouve une grande pierre plate... brillante sous la lumière du soleil... un autel naturel... où vous pouvez vous connecter à votre force intérieure..."

(Découverte et activation de la force intérieure)

"Vous vous approchez de cet autel... et vous vous asseyez dessus... sentant la solidité et la stabilité de cette pierre...

Vous prenez quelques instants pour observer l'environnement autour de vous... en ressentant chaque détail... la douceur de l'air... la force des arbres... la lumière du soleil qui réchauffe votre peau... Vous sentez que cet endroit est profondément connecté à votre essence... à votre être le plus authentique...

Vous savez qu'ici... vous pouvez puiser toute la force... et toute la confiance... dont vous avez besoin..."

"Imaginez maintenant une lumière dorée émanant du centre de votre poitrine... douce... et chaude... Cette merveilleuse lumière représente votre confiance... votre pouvoir personnel...

Alors cette lumière commence à grandir... à s'intensifier... remplissant toute votre poitrine de chaleur... et de force...

Cette lumière s'étend maintenant dans tout votre corps... illuminant chaque cellule... chaque fibre de votre être... apportant avec elle une profonde sensation... de confiance en vous-même...

Cette lumière devient de plus en plus brillante... rayonnant au-delà de votre corps... illuminant tout le sanctuaire... toute la clairière...

Vous êtes maintenant complètement entouré... et rempli de cette lumière dorée... de cette confiance en vous-même..."

(Exploration du potentiel et des ressources intérieures)

"Alors que cette magnifique lumière continue de briller en vous... et autour de vous... vous commencez à voir des images... des souvenirs... des moments où vous avez fait preuve... de courage... de détermination... et de force...

Ces moments sont comme des pierres précieuses... des joyaux qui brillent dans cette lumière dorée...

Vous pouvez voir un moment où vous avez surmonté un défi... où vous avez réussi quelque chose qui vous semblait difficile... où vous avez fait preuve d'une grande force intérieure...

Prenez un moment pour vous immerger dans ces souvenirs... pour ressentir à nouveau cette force... cette confiance que vous aviez à ce moment-là...

Retrouvez toutes vos qualités, vos ressources, vos atouts... qui vous ont rendu... victorieux...

(Courte pause)

Vous réalisez maintenant... que ces moments sont des preuves de votre capacité à réussir... à surmonter les obstacles... à faire face à n'importe quelle situation avec assurance..."

"Voyez maintenant comment ces joyaux commencent à se rassembler... à former une couronne lumineuse qui se place délicatement sur votre tête...

Cette couronne est le symbole de votre confiance... de votre pouvoir intérieur...

À chaque fois que vous la portez... vous ressentirez cette force en vous... cette capacité à faire face à tout ce qui se présente à vous... avec calme... et assurance... Vous savez que vous pouvez toujours revenir à cette lumière... à ces souvenirs... pour vous rappeler de votre valeur... de votre puissance..."

(Ancrage de la confiance en soi dans la vie quotidienne)

"Vous réalisez maintenant que cette lumière dorée... cette couronne... cette force intérieure... sont toujours en vous... prêtes à être utilisées chaque fois que vous en avez besoin...

Imaginez maintenant que vous êtes de retour dans votre vie quotidienne... dans des situations où vous avez besoin de cette confiance...

Voyez comment, dans chaque situation, vous pouvez puiser dans cette lumière dorée... dans cette couronne... pour faire face à ce qui se présente...

Vous vous voyez prendre des décisions avec assurance... parler avec calme... et conviction... agir avec détermination... et force...

(Courte pause)

Vous savez que cette lumière... cette confiance... vous accompagnera toujours... dans chaque aspect de votre vie..."

(Libération des doutes et des peurs)

"Maintenant... imaginez que les doutes... les peurs... que l'insécurité que vous pourriez ressentir sont comme une ombre légère dans votre esprit...

Et voyez comment cette lumière dorée commence à illuminer ces ombres... les dissipant doucement... les transformant en énergie positive...

Ces ombres se transforment... en lumière... en confiance... en force...

Vous vous sentez de plus en plus... léger... de plus en plus... libre... libéré de ces doutes... libéré de ces peurs...

Vous réalisez que vous avez en vous tout ce qu'il faut pour surmonter ces obstacles... et que chaque défi est une opportunité de renforcer encore plus votre confiance..."

(Renforcement positif et affirmation de soi)

"Répétez maintenant intérieurement... ou à haute voix... les affirmations suivantes : ...

'Je suis confiant, je suis capable, je suis fort...

Je fais confiance à mes capacités...

Et je sais que je peux réussir...

Chaque jour, ma confiance en moi grandit... de plus en plus.

Je suis en paix avec qui je suis... et je sais que je mérite le meilleur.'

(Répétez encore 1 ou 2 fois ces affirmations)

Sentez ces affirmations résonner en vous... devenant de plus en plus vraies... à chaque répétition... Vous savez que ces affirmations sont le reflet de votre réalité... de votre potentiel infini..."

(Sortie douce de l'hypnose)

"Il est maintenant temps de quitter votre sanctuaire intérieur... mais vous savez que vous pouvez y revenir à tout moment... chaque fois que vous en avez besoin...

Vous vous levez de l'autel de pierre... en ressentant encore cette force... cette lumière en vous...

Vous faites quelques pas en arrière, et la porte du sanctuaire apparaît à nouveau devant vous...

Vous la franchissez en sachant que vous emportez avec vous cette confiance... cette lumière... partout où vous allez...

Vous commencez à remonter la colline, et avec chaque pas, vous vous sentez revenir doucement ici et maintenant, plein de cette nouvelle énergie, de cette confiance renouvelée...

Vous entendez à nouveau le chant des oiseaux, le souffle du vent, et à chaque son, vous vous rapprochez de l'état de veille, de l'état présent.

Reprenez conscience de tout votre corps... commencez à bouger doucement vos mains, vos pieds... et quand vous vous sentirez prêt, vous pourrez ouvrir les yeux, en vous sentant revitalisé, et rempli de cette merveilleuse confiance en vous."

Hyperempiria

L'hypnose ericksonienne nous propose de trouver en nous-même nos ressources, qui vont contribuer à régler nos problèmes. À l'inverse, l'hyperempiria est une forme d'hypnose qui nous propose de nous connecter à ce qui nous entoure, à l'univers, pour y trouver des réponses.

Hyperempirie signifie « augmentation des perceptions ». Elle utilise une transe dite « ascendante », qui succède à une étape classique de relaxation profonde.

*

Connexion à l'Univers

(Après l'induction de votre choix)
...

« Maintenant... les yeux fermés... imaginez que vous êtes assis... ou allongé... dans la nacelle d'une montgolfière...

Si vous acceptez chaque détail de la scène telle que je la décris... votre imagination sera libre... pour vous permettre de vivre la situation comme si vous y étiez réellement...

Alors laissez-vous simplement... vous détendre maintenant... dans ce grand panier en osier... avec le ballon au-dessus de vous... qui se remplit lentement d'hélium.

C'est une belle journée de printemps... vous pouvez sentir l'air doux et frais de la prairie environnante... chargée du doux parfum des fleurs sauvages... Vous pouvez entendre le doux bruissement de l'herbe autour du panier... et le chant des oiseaux au loin...

Et lorsque vous sentirez la douce brise sur votre visage... et le soleil chaud sur votre peau... le ballon commencera... à s'élever...

Et plus vous montez... plus votre sensibilité deviendra grande...

Je vais compter de un à dix… et à un… le ballon commence à s'élever…

Et à chaque décompte… il augmentera…

Et ce faisant… vous aurez l'impression que votre esprit s'étend… avec lui… jusqu'à ce que vous soyez capable de maintenir dans votre propre conscience… une conscience de l'Univers tout entier… et de toute sa beauté…

Le ballon est désormais presque plein…

Et à mesure qu'il commencera à s'élever… je commencerai à compter… à mesure que votre conscience commencera… à s'étendre…

Un… Alors que le ballon commence lentement à s'élever… vous commencez à entrer dans une expérience… de conscience nouvelle… et différente… Vous constatez que vous commencez à ressentir des sensations très agréables… de sensibilité… accrue…

Deux… Vous commencez maintenant à entrer dans un niveau supérieur… à mesure que votre corps devient… plus sensible… et plus réactif… à chaque mot que je prononce…

Trois… Alors que le ballon continue de monter… vous pouvez sentir le panier se balancer… doucement… dans la brise… vous berçant d'avant en arrière… et vous pouvez entendre le bruit du vent soufflant doucement... pendant que vous continuez à... flotter...

Quatre... Vos perceptions deviennent de plus en plus aiguës... à mesure que vous flottez... de plus en plus haut...

C'est une sensation tellement... agréable... que vous dérivez encore... et encore... et que votre conscience s'étend... de plus en plus...

Cinq... À mesure que vous continuez à monter... de plus en plus haut... vous pouvez sentir le ballon se balancer... et tourner... lentement... dans la brise... tandis que vous dérivez... bien au-dessus de la terre... Et plus vous montez... plus votre capacité à éprouver... du plaisir... se développe également....

Six... À mesure que vous sentez votre conscience s'élargir... de plus en plus... vous ressentez un sentiment de joie... toujours croissant... alors que vous ressentez que tous vos sens sont à l'écoute... à leur plus haut niveau possible... et pourtant... c'est agréable... à tous points de vue.

Sept... C'est un merveilleux sentiment de libération... que vous ressentez maintenant... Et au moment où je compterai dix... vous aurez atteint le sommet de votre potentiel...
Vos perceptions acquerront de nouvelles qualités... et posséderont une plus grande profondeur... de réalité... que tout ce que vous avez connu auparavant...

Huit... Vous pouvez maintenant vous sentir dériver... vers le ciel... suspendu à la limite même de l'espace... Bientôt... vous pourrez voyager par vous-même... vers de nouvelles dimensions... avec seulement ma voix pour vous guider...

À mesure que le ballon continue de s'élever... le sentiment... de joie... continue d'augmenter... à mesure que vous sentez votre capacité d'expérience devenir infiniment plus vive... qu'elle ne pourrait l'être dans n'importe quel autre état...

Neuf... Tout en haut du ciel maintenant... et prêt à voyager vers de nouvelles dimensions d'expérience... avec ma voix pour vous guider.

Dix... Maintenant... vous êtes prêt... Et tant que vous resterez en état d'hyperempirie... toutes vos perceptions seront infiniment sensibles... et vous pourrez expérimenter la réalité de tout ce qui vous est suggéré avec beaucoup plus d'acuité que vous ne pourriez l'expérimenter dans l'état de conscience quotidien...

Arrivé aux confins de notre univers... vous constatez que votre ballon vous dirige vers une île... suspendue dans le ciel... Une île majestueuse... sur laquelle vous pouvez facilement vous poser...

(Courte pause, puis systèmes de croyance)

Maintenant... à mesure que je continue de parler... vous pouvez progressivement prendre conscience de vous-même... debout devant deux grandes portes en bois... qui sont les portes d'un grand temple... magnifiquement décoré...

Si vous acceptez chaque détail de la scène telle que je la décris... sans essayer de penser de manière critique... votre imagination peut être libre... pour vous permettre de vivre la situation comme si vous y étiez réellement... Alors laissez-vous simplement rester là un moment... à regarder les portes en bois sculpté... alors que vous vous préparez à entrer...

(Brève pause)

Maintenant... alors que les portes s'ouvrent... vous traversez d'abord une petite zone pavée de pierre... et vous vous arrêtez devant une deuxième paire de portes qui mènent à l'intérieur...

(Émotions)

Vous pouvez ressentir un élan de bonheur... et d'anticipation... lorsque vous franchissez une deuxième paire de portes... et pénétrez dans l'intérieur faiblement éclairé...

À mesure que vos yeux s'habituent progressivement à la lumière plus faible des vitraux... prenez un moment pour regarder autour de vous... avec émerveillement... devant la magnificence de tout ce que vous voyez...

(Sensations et perceptions)

Laissez-vous respirer lentement... et profondément... tout en inhalant le léger arôme de l'encens... et en écoutant les douces tonalités de la musique... flottant dans l'air calme...

À quelque distance de vous se dresse le maître-autel... bordé de rangées de bougies... qui brillent doucement... Vous choisissez un banc et… après une pause pour vous incliner humblement si vous le souhaitez… vous entrez dans le banc pour vous asseoir…

(Pensées et images)

Laissez votre esprit… suivre l'expérience… et permettez-lui de vous remplir jusqu'au cœur même de votre être… jusqu'à ce que vous vous sentiez capable de garder dans votre propre conscience… une conscience de l'Univers entier… et de toute sa beauté…

(Courte pause)

Ce faisant… vous pouvez sentir que vous prenez progressivement conscience… de l'unité absolue… de ce « UN » dont nous faisons tous partie… de ce centre dans lequel tout se retrouve…

(Courte pause)

Alors que cette Conscience commence à fusionner avec la vôtre… vous pouvez sentir la puissance de son énergie de guérison infinie… remplir et inonder chaque muscle… chaque fibre… et chaque nerf… de votre corps tout entier…

Et c'est comme si toutes les inquiétudes… toutes les tensions… et tous les soucis que vous n'avez jamais ressentis étaient…

chassés… et remplacés par la puissance de l'amour guérisseur infini… et illimité, répandu dans tout l'univers…

(Courte pause)

Alors que votre propre conscience fusionne de plus en plus complètement… avec cette Conscience Infinie… vous avez l'impression d'être capable… de garder dans votre propre esprit… une conscience de l'Univers entier… et de toute sa beauté… infinie… au-delà de l'infini… et éternelle… au-delà de toute mesure d'éternité…

(Courte pause)

Et dans ce sentiment d'unité totale… vous êtes capable… de communiquer librement toutes vos pensées… et vos besoins les plus profonds…

(Courte pause)

L'expérience… au fur et à mesure qu'elle se poursuit… vous offre tout ce que vous espériez… en retirer…

La sérénité… et la paix… que vous trouvez ici resteront avec vous… comme une source de force intérieure… profonde… qui vous permettra d'affronter beaucoup plus efficacement tous les problèmes de la vie…

Alors prenez encore un petit moment pour renforcer cette connexion avec l'univers…

(Courte pause…)

Vous garderez précieusement le souvenir de cette expérience… car elle répondra à vos besoins futurs… et à chaque retour en ce lieu… vous pourrez en retirer de nouveaux avantages… qui répondront encore mieux à vos besoins…

(Courte pause)

Vous décidez maintenant de quitter ce somptueux temple… et de regagner la montgolfière…

Arrivé à son bord… elle redécolle et entame sa descente vers l'endroit d'où nous sommes partis…

Cinq… tous les enseignements, qui vous ont été donnés durant ce voyage vont rester profondément inscrit en vous…

Quatre… dans les jours… les semaines… et les mois qui viennent… ils vont s'exprimer avec force… et satisfaction… pour vous guider sur votre chemin…

Trois… vous pourrez retourner autant de fois que vous le souhaiterez dans ce temple… pour y renforcer à chaque fois votre connexion avec le grand tout… avec l'univers dans sa totalité… pour y trouver force… paix… guérison… et guidance…

Deux… enfin, la montgolfière atterrit en douceur dans une jolie prairie…

Un… de retour maintenant à votre point de départ, fort de cette merveilleuse expérience hypnotique, vous pouvez vous étirer… bailler… et quand vous serez prêt… ouvrir les yeux pour revenir ici et maintenant.

Voyage sensoriel

(Après l'induction de votre choix)
...

"Imaginez que vous vous trouvez dans un lieu... paisible... et d'une grande beauté... un endroit où vous vous sentez totalement... en paix... et en sécurité... Peut-être est-ce une magnifique plage... une clairière dans forêt luxuriante... ou un jardin merveilleux... Prenez un moment pour observer ce lieu... plus en détail..."

"Voyez les couleurs vives... et éclatantes... autour de vous... Sentez la chaleur douce du soleil... sur votre peau... Écoutez les sons apaisants... de la nature... le chant des oiseaux... le murmure du vent dans les arbres... ou peut-être le doux clapotis des vagues..."

(Amplification sensorielle)

"Maintenant... je vais compter de un à cinq...

Avec chaque chiffre... vos sensations vont devenir de plus en plus... vives... et intenses... vous permettant de vivre cette expérience pleinement... et profondément..."

"Un... vous sentez la chaleur du soleil... intensément sur votre peau... réchauffant chaque partie de votre corps...

Deux... les couleurs autour de vous deviennent encore plus éclatantes... chaque nuance est plus vivante que jamais.

Trois... les sons de la nature deviennent plus... clairs et mélodieux... apportant une profonde tranquillité... à votre esprit...

Quatre... vous pouvez sentir les doux arômes des fleurs... et de l'air frais... chaque souffle vous apportant une sensation... de bonheur... et de bien-être...

Cinq... toutes vos sensations sont maintenant à leur apogée... vous plongeant dans une expérience de plénitude totale... et d'harmonie profonde..."

"Prenez le temps d'explorer cet endroit magnifique... Marchez lentement... touchez les fleurs... l'herbe... ou le sable sous vos pieds... Sentez la texture de chaque chose que vous touchez... comme si c'était la première fois que vous les découvriez..."

"Chaque pas vous plonge plus profondément dans cette expérience sensorielle... Permettez-vous de savourer chaque instant... chaque sensation..."

(Courte pause)

"Voyez-vous marcher le long de la plage... le sable doux et chaud sous vos pieds... L'eau claire et rafraîchissante lèche doucement vos orteils... apportant une sensation de fraîcheur... et de pureté..."

"Sentez le parfum des fleurs environnantes... chaque inspiration vous remplissant de leur douceur... et de leur éclat..."

"Écoutez le murmure du vent... dans les arbres... chaque feuille dansant au rythme de la brise... créant une mélodie apaisante... qui vous enveloppe..."

"Ressentez la terre solide sous vos pieds... chaque pas vous connectant à la nature... et à l'énergie vitale... qui vous entoure..."

(Courte pause)

"Permettez-vous de vous asseoir sur un banc confortable... en sentant ce contact doux... et stable... qui soutient votre corps...

Observez le paysage autour de vous... chaque élément vous apportant une nouvelle touche de sérénité... et de joie...

Laissez chacun de vos sens... s'épanouir... pour percevoir chaque détail... même le plus discret... pour entendre chaque son... même le plus subtil... pour ressentir toutes les nuances... de cet instant unique..."

(Courte pause)

"Profitez pleinement… de cette harmonie… de cette connexion unique… et totale… à tout ce qui vous entoure…

Vous êtes vous-même un élément de ce grand tout… Vous faites vous-même partie de cette harmonie… qui déjà… rééquilibre tout votre être…

Et pendant que vous communiez avec cet endroit… ses vibrations subtiles guérissent déjà… vos peines… vos douleurs… vos contrariétés…

(Courte pause)

Et même si vous ne savez pas encore comment tout ça va se mettre en mouvement… comment cela va croître dans votre corps… et dans votre esprit… vous avez décidé d'en profiter pleinement… et de vous recharger de l'énergie unique de ce lieu…

Offrez-vous à ces changements qui s'opèrent en vous… Remplissez-vous de la vitalité de cet endroit magnifique…

Accueillez pleinement ces transformations bénéfiques…

(Courte pause)

"Maintenant… prenez un moment pour intégrer cette expérience… profondément en vous…

Ressentez comment chaque sensation enrichit votre être... vous apportant une nouvelle perspective... de paix... et de bonheur..."

(Courte pause)

"Visualisez-vous emportant cette sérénité... et cette intensité sensorielle... dans votre vie quotidienne... vous permettant de ressentir chaque moment plus intensément... plus profondément..."

"Imaginez que... chaque fois que vous fermez les yeux... et respirez profondément... vous pouvez revenir à cet endroit merveilleux... retrouvant instantanément cette paix... et cette plénitude..."

(Retour au présent)

"Maintenant... il est temps de revenir doucement dans le moment présent... tout en gardant avec vous cette sensation... de bien-être... et de paix..."

"Je vais compter de cinq à un. Avec chaque chiffre, vous vous sentirez de plus en plus éveillés, en emportant avec vous ce sentiment de plénitude...

Cinq... vous commencez à reprendre conscience de tout votre environnement...

Quatre… sentez l'énergie revenir dans votre corps…

Trois… bougez doucement vos mains ou vos pieds…

Deux… prenez une profonde inspiration, sentant l'air frais entrer dans vos poumons…

Un… ouvrez lentement les yeux, vous sentant totalement éveillé, en pleine forme, et totalement en paix."

Voyage dans l'univers

Ce script est conçu pour guider les participants à travers un voyage cosmique, leur permettant de se connecter avec des sources de sagesse et de guidance universelles, et d'intégrer ces enseignements dans leur vie quotidienne.

*

(Après l'induction de votre choix)
...

"Imaginez que vous vous trouvez dans un espace infini... rempli de possibilités infinies...

Un endroit où vous êtes totalement... en paix... et en sécurité... et où tous vos sens sont en éveil...

Prenez un moment pour observer ce lieu... en détail..."

"Voyez les étoiles brillantes... et scintillantes... autour de vous... Sentez la douceur du vide cosmique... qui vous entoure...

Écoutez le silence profond de l'univers... un silence... qui vous apporte une profonde tranquillité..."

(Voyage cosmique)

"Maintenant... je vais compter de un à cinq...

Avec chaque chiffre... vous allez voyager... de plus en plus profondément... dans l'univers... vous permettant de découvrir des guidances... et des réponses à vos questions..."

"Un... vous sentez votre corps devenir... léger... comme si vous flottiez... dans l'espace..."

"Deux... les étoiles autour de vous deviennent plus claires... et plus brillantes... chaque lumière vous attirant vers elle..."

"Trois... vous commencez à vous déplacer à travers l'espace... passant devant des planètes... des étoiles... et des galaxies..."

"Quatre... vous pouvez sentir l'énergie... cosmique... vous entourer... chaque particule d'étoile... vous apportant... sagesse... et guidance..."

"Cinq... vous arrivez finalement à un endroit spécial dans l'univers... un lieu de sagesse infinie... et de guidance universelle..."

(Exploration et réception de guidance)

"Prenez le temps d'explorer cet endroit magnifique... Regardez autour de vous... et sentez la présence bienveillante des êtres de lumière... ou des énergies cosmiques... qui vous entourent..."

"Permettez-vous de poser vos questions...

Que ce soit à voix haute... ou dans votre esprit... demandez tout ce dont vous avez besoin... des conseils... des réponses... ou simplement... de la sagesse..."

(Courte pause)

"Écoutez attentivement les réponses qui vous viennent...

Elles peuvent se manifester sous forme de mots... de visions... de symboles... de sensations... ou d'intuitions profondes..."

(Pause)

"Ressentez la connexion... avec ces énergies cosmiques... sachant qu'elles sont là pour vous guider... et vous soutenir..."

(Courte pause)

"Prenez un moment pour remercier ces énergies... pour leur guidance... et leur sagesse...

Sentez leur amour... et leur bienveillance... qui vous enveloppent... apportant une profonde... paix...

et une clarté intérieure..."

(Courte pause, puis intégration de l'expérience)

"Maintenant… prenez un moment pour intégrer cette expérience… profondément… en vous…

Ressentez comment chaque guidance enrichit votre être… apportant une nouvelle perspective… de clarté… et de paix…"

(Courte pause)

"Visualisez-vous emportant cette sagesse… et cette guidance… dans votre vie quotidienne… vous permettant de prendre des décisions éclairées… et de vivre en harmonie… avec votre véritable essence…"

"Imaginez que chaque fois que vous fermez les yeux… et respirez profondément… vous pouvez revenir à cet endroit merveilleux de l'univers… retrouvant instantanément cette connexion… et cette guidance…"

(Courte pause, puis retour en état ordinaire de conscience)

"Maintenant… il est temps de revenir doucement ici et maintenant, tout en gardant avec vous cette sensation de bien-être… et de clarté…"

"Je vais compter de cinq à un. Avec chaque chiffre, vous vous sentirez de plus en plus éveillés, en emportant avec vous ce sentiment de plénitude et de guidance."

"Cinq... vous commencez à reprendre conscience de votre environnement..."

"Quatre... sentez l'énergie revenir dans votre corps..."

"Trois... bougez doucement vos mains, vos pieds, étirez-vous si vous le souhaitez..."

"Deux... prenez une profonde inspiration, sentant l'air frais entrer dans vos poumons..."

"Et un... ouvrez lentement les yeux, vous sentant parfaitement éveillés, en pleine forme, et totalement en paix, avec une clarté intérieure renouvelée."

| Alcool, réduire sa consommation |

La consommation excessive d'alcool est une problématique qui nécessite un encadrement pluridisciplinaire : médecin, psychologue, assistant social, etc.
L'hypnose peut cependant participer efficacement à cette synergie.

*

(Après l'induction de votre choix)
...

"Imaginez maintenant... que vous vous trouvez dans un lieu que vous aimez particulièrement... un endroit où vous vous sentez... en sécurité... où vous pouvez vraiment... vous détendre...

Peut-être est-ce un endroit que vous connaissez bien... un endroit dans la nature... ou un espace que vous créez ici et maintenant... dans votre esprit...

Visualisez les détails de cet endroit... la couleur du ciel... les sons qui vous entourent... la température de l'air sur votre peau...

Ressentez... le calme... la sérénité... que cet endroit vous procure...

Vous êtes totalement... en sécurité... ici...

C'est un espace où vous pouvez... vous laisser aller... encore plus profondément... dans cet état... de calme... et de tranquillité...

Vous pouvez ressentir... cette paix... s'étendre à chaque partie de votre être... jusqu'à ce que vous atteigniez cet espace de calme absolu... un espace où vous pouvez vraiment vous reposer... vous ressourcer..."

(Exploration des habitudes : visualisation et prise de conscience)

"Maintenant... dans cet état de profonde... relaxation... je vous invite à réfléchir à vos habitudes en matière de consommation d'alcool... sans jugement... sans pression... simplement avec curiosité...

(Courte pause)

Imaginez un moment où vous ressentez l'envie de boire...

Peut-être après une longue journée...

Ou lors d'une soirée entre amis...

Remarquez les pensées... et les émotions qui accompagnent cette envie...

Peut-être un désir de détente... de relâcher la pression... ou de ressentir un certain plaisir...

Prenez un instant pour observer tout cela... comme si vous regardiez une scène de film...

(Courte pause)

Vous pouvez même imaginer que cette envie de boire est une entité distincte... quelque chose que vous pouvez voir... sentir... observer de l'extérieur... Remarquez sa forme... sa taille... sa couleur... Comment elle est...

Prenez le temps de bien l'observer..."

(Transformation de l'envie : réduction et remplacement)

"Maintenant que vous avez pris conscience... de cette envie... je vais vous inviter à imaginer qu'elle commence... à changer...

Imaginez qu'elle devient plus petite... qu'elle perd de sa force... de son intensité... peut-être qu'elle change de couleur... devenant plus claire... plus douce... pour devenir transparente... et pour finir par se dissoudre... se transformer en une fine brume qui se dissipe dans l'air...

Cette envie... autrefois si présente... devient de plus en plus légère... de plus en plus négligeable... évanescente...

Et maintenant... dans l'espace qu'elle occupait... vous pouvez imaginer une autre sensation... une sensation de calme... de satisfaction... de contrôle...

Imaginez que cette nouvelle sensation grandit en vous... qu'elle remplit tout l'espace laissé par cette ancienne envie...

Chaque fois que vous ressentez le besoin de boire... vous pouvez maintenant choisir de vous connecter à cette nouvelle sensation... de calme... de contrôle... Vous pouvez ressentir cette nouvelle énergie en vous... une énergie apaisante... qui vous apporte ce dont vous avez vraiment besoin... que ce soit de la détente... du réconfort... ou simplement un sentiment de bien-être..."

(Renforcement : ancrage des nouvelles habitudes)

"Maintenant... nous allons renforcer cette nouvelle habitude...

Chaque fois que vous serez dans une situation où vous aviez l'habitude de boire... que ce soit après une journée de travail... dans un moment d'ennui... ou lors d'une rencontre sociale... vous allez instantanément ressentir ce sentiment de contrôle... de satisfaction...

Vous vous souviendrez de cette nouvelle énergie... de ce nouveau choix que vous avez fait... le choix de dire... NON...

Et ce choix devient de plus en plus facile... de plus en plus naturel...

Vous pouvez imaginer maintenant ces moments... imaginez-vous dans une situation où vous auriez normalement bu un ou plusieurs verres... et remarquez comment vous choisissez autre chose...

Peut-être un verre d'eau… une boisson sans alcool… ou tout simplement… rien…

Et remarquez comme vous vous sentez bien…

Comme vous vous sentez maître de vos choix…

Libre…

Libre de décider ce qui est vraiment bon… pour vous… Et chaque fois que vous répétez cette expérience… ce sentiment de contrôle… et de bien-être… grandit en vous… vous devenez de plus en plus confiant… confiant dans votre capacité à faire des choix sains… et positifs…"

(Courte pause, puis retour progressif à l'état ordinaire)

"Il est maintenant temps de revenir doucement à l'état de conscience ordinaire…

Prenez votre temps…

Commencez par prendre conscience des sensations dans votre corps… le contact de vos pieds avec le sol… la sensation du fauteuil qui vous soutient…

Bougez doucement vos mains… vos pieds… Sentez l'énergie revenir dans votre corps, vous remplissant de vitalité, de force…

Et lorsque vous serez prêt, prenez une profonde inspiration… et à l'expiration, commencez à ouvrir doucement les yeux…

Revenez complètement à l'état éveillé, en vous sentant revitalisé, et surtout, en pleine possession de vos moyens...

Vous êtes maintenant prêt à affronter votre journée avec ce nouveau sentiment de contrôle et de bien-être... en sachant que vous avez la capacité de faire des choix sains et positifs pour vous-même..."

Alcool, hypnose aversive

La consommation excessive d'alcool est une problématique qui nécessite, pour les cas graves, un encadrement pluridisciplinaire : médecin, psychologue, assistant social, etc. L'hypnose peut cependant participer efficacement à cette synergie.
L'objectif, ici, est d'associer la consommation d'alcool à des sensations négatives, tout en renforçant des comportements plus sains et positifs.

Après la cigarette, l'alcool est la deuxième cause de mortalité évitable.

*

(Après l'induction de votre choix)
...

"Dans cet état... de relaxation... profonde... je vous invite maintenant à imaginer une situation où vous avez bu de l'alcool...

Peut-être une soirée récente... ou un moment spécifique... où vous avez consommé plus que vous ne le souhaitiez...

Visualisez cette scène en détail...

Remarquez la boisson que vous tenez... son odeur... son goût...

Et maintenant... imaginez que cette boisson... commence à... changer... ce qui semblait être agréable devient maintenant... désagréable...

Vous observez que sa couleur se modifie... de manière étrange... vous commencez à ressentir une odeur désagréable... et un goût amer... répugnant... comme si la boisson avait tourné...

Imaginez que cette odeur devient... nauséabonde... insupportable...

Peut-être même que cette boisson commence à vous donner une sensation... de malaise... de nausée...

Une lourdeur désagréable... s'installe dans votre estomac...

Vous ressentez un inconfort croissant...

C'est horrible !

Chaque gorgée devient de plus en plus... désagréable... écœurante... comme si votre corps tout entier refusait cette boisson..."

(Renforcement de la réaction)

"Imaginez maintenant que cette sensation désagréable... s'intensifie à chaque fois que vous pensez à l'alcool...

Chaque fois que vous envisagez de boire... vous ressentez cette même nausée... ce même malaise... et qui s'aggrave à chaque fois...

Vous voyez cette image d'un verre d'alcool… et instantanément… votre corps réagit violemment… Le simple fait de penser à boire vous remplit… de dégoût… d'aversion…

Vous voyez ce verre, et vous ressentez une forte envie… de le repousser… de l'éloigner de vous… comme si votre corps savait que cette boisson n'était pas bonne pour vous… que cette boisson est toxique… dangereuse…

Chaque gorgée… chaque odeur… chaque pensée liée à l'alcool vous rappelle cette sensation atroce… Cette sensation de rejet… de malaise profond…

Vous ne voulez plus d'alcool… c'est fini… vous n'avez plus besoin de cette sensation insupportable…"

(Courte pause, puis, renforcement des comportements positifs)

"Maintenant… changement de décor… imaginez une autre scène… une scène où vous faites un choix différent… un choix sain… positif… Peut-être un verre d'eau fraîche… un thé apaisant… ou tout simplement de ne rien boire…

Visualisez-vous en train de prendre ce verre d'eau… Ressentez comme il est rafraîchissant… comme il vous fait du bien…

Chaque gorgée vous apporte une sensation de bien-être… de légèreté…

Vous vous sentez bien hydraté… revitalisé…

Vous remarquez que ce choix sain est associé à une sensation... de fierté... de contrôle...

Vous avez pris la bonne décision... pour vous-même... et pour tous ceux que vous aimez...

Et chaque fois que vous choisissez de boire quelque chose de sain... ou de ne pas boire... vous renforcez cette sensation... de bien-être...

Ce choix devient de plus en plus... naturel... de plus en plus... facile à faire...

Vous vous sentez en contrôle de vos décisions...

Vous savez que vous avez le pouvoir... le pouvoir de choisir ce qui est bon pour vous..."

(Retour progressif à l'état ordinaire)

"Et maintenant... il est temps de revenir doucement à votre état de conscience ordinaire...

Prenez tout votre temps...

Commencez par ramener votre attention sur votre respiration... sur les sensations de votre corps...

Ressentez une grande vague d'énergie positive monter en vous.

Vous pouvez prendre une profonde inspiration, et à l'expiration, commencez à ouvrir doucement les yeux... Revenez complètement à l'état conscient... en vous sentant rafraîchi, revitalisé, et surtout en pleine possession de vos moyens...

Vous savez maintenant que vous avez la capacité de faire des choix sains... que vous pouvez vous éloigner de l'alcool, et ressentir ce sentiment de bien-être, de contrôle, de fierté...

Vous êtes prêt à affronter votre journée avec cette nouvelle détermination... ce nouveau pouvoir sur vos décisions..."

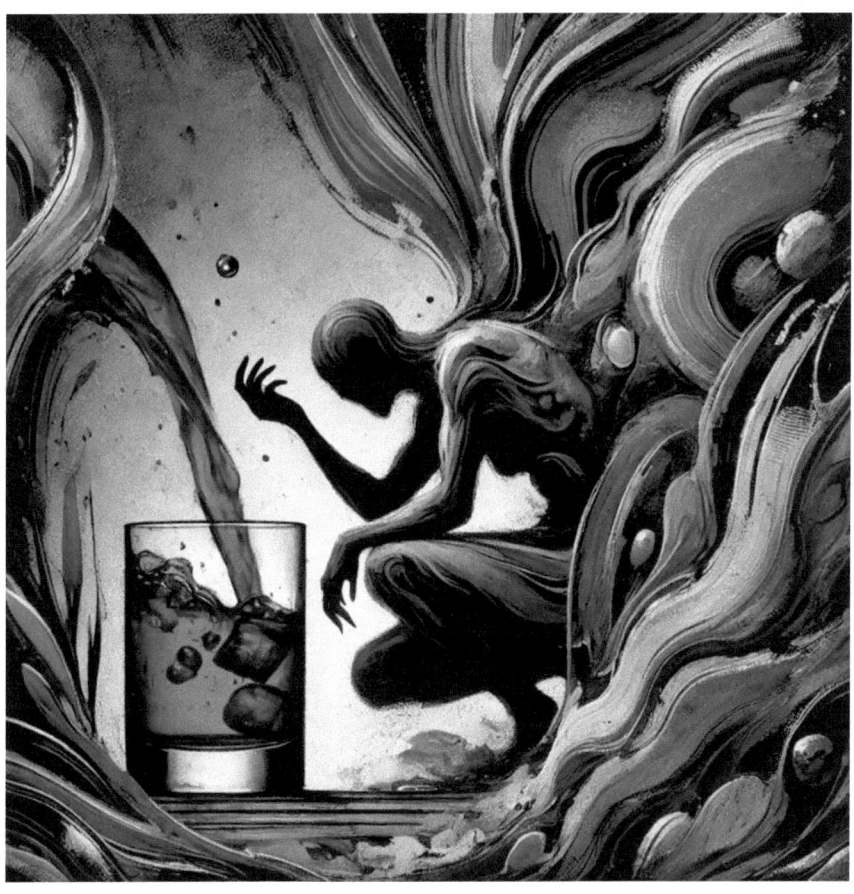

Se ronger les ongles, hypnose aversive

Ce script vise à rendre l'expérience de se ronger les ongles non seulement désagréable, mais insupportable, en associant cet acte à des sensations de dégoût, de douleur, et de honte.

*

(Après l'induction de votre choix)
...

Imaginez-vous maintenant dans un endroit où vous vous sentez complètement... relâché... mais aussi prêt à affronter quelque chose de... profondément désagréable..."

(Visualisation d'une scène de dégoût)

"Imaginez-vous... durant un moment de votre journée... en train de porter vos doigts à votre bouche, comme vous le faites trop souvent...

Mais cette fois, dès que votre bouche touche vos ongles... vous sentez une chose... désagréable... une texture... répugnante...

Vos ongles semblent... pourris... criblés de saletés... et une odeur... nauséabonde... vous envahit soudainement...

C'est comme si vous mâchiez quelque chose de décomposé... de visqueux... quelque chose qui vous donne envie... de vomir...

Cette sensation est si forte que vous ressentez un haut-le-cœur... Votre estomac se tord... et vous ressentez une vague de nausée... vous submerger..."

(Renforcement de l'aversion par l'inconfort physique)

"Alors que vous continuez à essayer de ronger vos ongles... votre bouche commence... à brûler...

C'est comme si vos gencives étaient en feu... et la douleur... devient... insupportable...

Chaque morsure provoque une douleur aiguë... qui traverse votre mâchoire... rendant l'acte de ronger vos ongles absolument... insupportable... Vos doigts commencent aussi à vous démanger... comme s'ils étaient couverts d'une substance irritante... qui vous brûle... et vous pique... à chaque contact avec votre bouche."

(Inconfort mental et physique combinés)

"Maintenant... imaginez que cette action vous isole encore plus... Vous vous sentez observé... jugé... comme si chaque personne que vous croisez voyait ce que vous faites... et en était dégoûtée...

Vous ressentez un profond sentiment… de honte… comme si vous étiez pris en flagrant délit de quelque chose de profondément…sale… et humiliant.

La sensation… de nausée… la douleur… et cette honte… s'entrelacent… créant un cercle vicieux… dont vous voulez sortir… à tout prix…"

(Introduction d'un comportement alternatif)

"Alors, imaginez maintenant… que vous arrêtez immédiatement de ronger vos ongles…

La nausée disparaît… la douleur s'apaise… et vous ressentez un immense soulagement…

Vos mains deviennent propres… soignées… et vous sentez une vague… de fraîcheur… se diffuser en vous…

Votre estomac se calme… et votre esprit devient clair… Vous voyez vos mains sous un nouveau jour… belles… bien entretenues… et vous en ressentez une profonde satisfaction… Ce soulagement est si intense que vous vous promettez de ne plus jamais revenir à cette ancienne habitude destructrice…"

(Renforcement positif)

"À partir de maintenant… chaque fois que l'envie de vous ronger les ongles viendra… cette vague de dégoût… de douleur… et de honte… reviendra immédiatement à votre esprit… vous dissuadant totalement…

À la place… vous vous rappellerez de la satisfaction… et du soulagement… que vous ressentez en ayant des ongles propres… et soignés…

Vous allez commencer à vous sentir de plus en plus motivé… à prendre soin de vos mains… en les gardant toujours belles… et en bonne santé…"

(Sortie de l'état hypnotique)

"Il est temps maintenant de quitter cet endroit pour revenir ici et maintenant, et pour ça, je vais compter de 1 à 10. Avec chaque chiffre, vous vous rapprocherez de votre état ordinaire d'éveil.

1… 2… 3… Vous vous sentez de plus en plus réveillé,

4… 5… 6… de plus en plus alerte,

7… 8… 9… presque totalement éveillé, plein d'énergie,

Et 10… Ouvrez les yeux, complètement éveillé, avec une nouvelle détermination à ne plus jamais vous ronger les ongles."

Arrêter de fumer, hypnose aversive

Ce script utilise des images fortes et des sensations aversives pour créer une association négative avec la cigarette, tout en renforçant les aspects positifs d'une vie sans tabac.

*

(Après l'induction de votre choix)
...

"Imaginez maintenant... que vous vous trouvez dans un endroit... très sûr... et très confortable... un lieu où vous vous sentez totalement... à l'aise... et en sécurité...

C'est votre espace personnel... un refuge... où vous pouvez explorer vos pensées... et vos sensations... en toute tranquillité.

Maintenant... imaginez un de ces moments dans la journée où vous tenez une cigarette dans votre main... Observez cette cigarette... sa forme... sa texture... Portez-la comme d'habitude à vos lèvres et prenez une bouffée.

Mais alors que vous inhalez... vous commencez à ressentir une sensation... très désagréable... qui se développe dans votre bouche....

La fumée a un goût horrible… amer… presque rance… C'est comme si vous inhaliez… quelque chose de pourri… de rance… de toxique…

Chaque bouffée que vous prenez amplifie cette sensation… désagréable… rendant l'expérience de fumer de plus en plus… insupportable !

(Courte pause)

Portez votre attention sur la fumée… qui entre dans vos poumons…

Elle se transforme en une substance… collante… noire… et visqueuse… Ce poison rend chaque respiration plus difficile… et douloureuse…

Vous pouvez sentir cette substance noire… et épaisse… encrasser vos poumons… vous privant d'air pur…

Chaque respiration devient laborieuse… même douloureuse… chaque inhalation est un effort… pénible….

La sensation… de suffocation… devient de plus en plus intense…

Maintenant… imaginez-vous devant un miroir… Observez comment la fumée affecte votre apparence… Votre peau est devenue terne… et grisâtre… vos dents jaunissent… vos yeux perdent leur éclat…

Vous voyez des rides apparaître prématurément… votre visage semble… fatigué… et vieilli…

La cigarette vous vole votre vitalité… votre jeunesse… votre santé…

Ressentez profondément cette aversion pour la cigarette… cette répulsion intense… qui grandit en vous…

Vite… jetez cette cigarette loin de vous pendant qu'il en est encore temps… en décidant fermement que vous ne voulez plus jamais ressentir ces sensations… horribles…

(Courte pause)

Et choisissez plutôt… la santé… la vitalité… la liberté… de respirer… pleinement… et librement…

Visualisez-vous maintenant dans différentes situations de votre vie quotidienne… sans cigarette…

Vous vous voyez respirer de l'air pur… sentir l'odeur fraîche de la nature… savourer le goût authentique des aliments.

Ressentez… la légèreté… et l'énergie… que vous procure votre nouvelle vie… sans tabac…

Chaque journée sans cigarette vous renforce… vous rendant plus fort… et plus résistant…

(Courte pause)

Pensez maintenant à toutes les raisons pour lesquelles vous voulez arrêter de fumer...

Imaginez les bénéfices que vous en retirez... une meilleure santé... une plus grande endurance... une apparence plus jeune... et plus saine... des économies financières... et le respect de votre corps...

Sentez la fierté... et la satisfaction de vivre une vie libre... libéré de cette dépendance...

(Courte pause)

Rappelez-vous que chaque fois que vous penserez à une cigarette... ces sensations désagréables... écœurantes... reviendront immédiatement... Toujours plus forte... Toujours plus insupportables...

Vous vous rappellerez cette odeur... de mort... de ce goût horrible... de cette sensation de suffocation... de cette image de vous-même abîmé par le tabac...

Cela renforcera votre décision de rester non-fumeur... Vous êtes désormais redevenu libre... et cette liberté vous appartient..."

(Courte pause et renforcement des suggestions)

"Imaginez maintenant une grande horloge devant vous... Chaque tic-tac de l'horloge représente un moment où vous renforcez votre détermination à rester non-fumeur...

Chaque seconde qui passe... chaque minute qui s'écoule... renforce votre engagement... et votre volonté de vivre une vie sans tabac...

Vous êtes capable de résister à toutes les tentations... car vous savez que vous méritez une vie saine... et pleine de vitalité...

(Courte pause)

Visualisez encore une bulle protectrice autour de vous... une barrière qui vous protège de toutes les influences... et de toutes les tentations liées au tabac... Cette barrière est forte... et invincible... vous protégeant des pensées... et des envies de fumer...

Chaque fois que vous ressentirez une envie... cette barrière se renforcera... vous rappelant les sensations désagréables... associées à la cigarette... et renforçant votre décision de rester non-fumeur...

Ressentez maintenant cette immense vague de bien-être... et de satisfaction... qui vous envahit...

Vous avez pris une décision importante pour votre santé... et votre bien-être... et vous en ressentez déjà les bénéfices...

Vous êtes fier de vous... de votre force... et de votre détermination..."

(Courte pause, puis, réveil)

"Il est maintenant temps de revenir à la pleine conscience, ramenant avec vous toutes ces nouvelles sensations et résolutions positives.

Pour ça, je vais compter de 1 à 5, et à chaque nombre, vous allez vous sentir de plus en plus alerte, de plus en plus éveillé, ramenant avec vous un sentiment de bien-être et de détermination.

1... Commençant à revenir doucement...

2... Ramenant avec vous toutes ces nouvelles décisions...

3... Revenant lentement à la surface...

4... Presque là, sentant votre énergie revenir...

5... Ouvrez les yeux, complètement éveillé, alerte, et prêt à embrasser votre nouvelle vie sans tabac.

Prenez quelques instants pour vous recentrer, pour ressentir cette nouvelle énergie et cette détermination. Vous avez pris une décision importante pour vous-même, et pour ceux qui vous aiment, et vous en êtes capable.

Bravo, vous êtes redevenu libre, et cette liberté est précieuse."

Arrêter de fumer

La méthode la plus efficace pour arrêter de fumer est souvent une combinaison personnalisée de différentes approches. La motivation personnelle, le soutien et une approche structurée sont les clés du succès.

L'hypnose est une technique pouvant atteindre 80 % de succès, elle se place donc dans les méthodes à prioriser.

*

(Après l'induction de votre choix)
…

"Imaginez maintenant un moment de votre journée où vous tenez une cigarette entre vos doigts…

Regardez-la attentivement… sentez son poids… sa texture…

Et maintenant… portez-la machinalement à vos lèvres et prenez une bouffée… ressentez la fumée… entrer dans vos poumons… sentez-la remplir votre corps… Mais là, c'est terrible… Vous ressentez une lourdeur… un goût âcre… et une odeur vraiment… nauséabonde…

Remarquez comme chaque autre bouffée est de plus en plus… désagréable…

Chaque inhalation vous rappelle à quel point cela est nuisible… pour votre corps… pour vos poumons…

Pour votre bien-être…

Sentez cette sensation… de malaise… grandir en vous… cette nausée…

C'est un poison… un véritable poison… que vous avez décidé de ne plus absorber…

Et vous sentez comme cette envie de vous débarrasser de la cigarette grandit… elle grandit encore… de plus en plus…"

(Partie positive)

"Alors maintenant… écrasez cette cigarette… Vous la jetez loin de vous… et vous la voyez se désintégrer… disparaître… Pour de bon…

Et à mesure que vous vous en éloignez… remarquez comme déjà vous vous sentez… plus léger… plus libre… Sentez comme il est agréable de respirer profondément… sans fumée… sans contrainte… Chaque respiration est pure… chaque inspiration est une bouffée de vie… de santé…

Voyez-vous dans un avenir proche… où vous êtes totalement… redevenu libre… libéré de la cigarette… Vous vous sentez énergique… plein de vitalité… Votre peau est plus claire… votre souffle est plus ample… vos papilles retrouvent toutes leurs sensations…

Et vous êtes fier de vous... de cette décision que vous avez prise... et de cette liberté que vous avez retrouvée..."

(Ancrage positif)

"Et maintenant... portez votre attention sur une partie de votre corps... peut-être votre main... votre poignet... ou une autre partie qui vous semble confortable...

À chaque fois que vous ressentez cette sensation de liberté... cette fierté d'avoir arrêté de fumer... vous allez toucher doucement ce point que vous avez choisi... allez-y... faites-le... voilà... comme ça...

Et laissez cette sensation positive... s'ancrer profondément en vous...

Ce geste deviendra pour vous un rappel... un ancrage de cette liberté... de cette vitalité retrouvée...

Chaque fois que vous le ferez... vous ressentirez à nouveau cette sensation... de fierté... de bien-être... et cela renforcera votre décision d'être un non-fumeur..."

(Répétition de points positifs)

"Chaque jour... à chaque moment... vous vous sentez de plus en plus... libre...

Vous appréciez chaque respiration profonde... chaque moment où vous vous sentez... en pleine forme...

Vous vous rappelez à quel point vous êtes fier de cette décision... de cette force intérieure que vous avez... Vous remarquez comment chaque jour sans fumer vous apporte plus de clarté... plus de santé... plus de vitalité...

Et chaque jour... cette décision devient de plus en plus facile à maintenir... car vous êtes non-fumeur... naturellement..."

(Courte pause)

"Vous avez fait un choix merveilleux pour vous-même... pour votre santé... pour votre bien-être... et pour tous ceux qui vous aiment...

Vous êtes maintenant... non-fumeur... et c'est facile... pour vous...

Vous êtes fier de cette décision... fier de cette force intérieure que vous avez trouvée...

Chaque jour... vous ressentez cette fierté grandir en vous... et cela renforce votre détermination à rester libéré de la cigarette...

C'est naturel... pour vous... c'est simple... c'est qui vous êtes maintenant... Un non-fumeur... en meilleure santé... en pleine forme... en pleine vie... Et cette fierté... cette liberté... vous les ressentez profondément... et elles vous accompagnent chaque jour... chaque instant..."

(Courte pause, puis réveil)

"Maintenant, vous allez commencer à revenir doucement à la conscience ordinaire...

Prenez une profonde inspiration...

Et alors que vous expirez, commencez à ressentir votre corps ici et maintenant...

Vous êtes à nouveau conscient de la pièce autour de vous, des sons, des sensations...

Commencez à bouger vos mains, vos pieds...

Vous revenez pleinement, vous vous sentez éveillé, revitalisé, en pleine forme...

Et quand vous serez prêt, en douceur, vous pourrez ouvrir les yeux...

Et à chaque respiration, vous ressentez cette nouvelle liberté, cette fierté d'être non-fumeur...

Vous êtes prêt à continuer votre journée, avec cette force et cette détermination en vous..."

Trouble Obsessionnel Compulsif, TOC

La métaphore du jardin transformant les pensées obsessionnelles et les comportements compulsifs en quelque chose de beau et apaisant permet de changer la perception du TOC. Ce script encourage l'idée que chaque pensée et chaque geste peut être transformé en une expérience positive, renforçant ainsi le sentiment de contrôle et de bien-être.

*

(Après l'induction de votre choix)
…

"À présent… alors que vous êtes plongé dans cet état… de calme… profond… je vous invite à porter votre attention sur ces pensées ou comportements que vous ressentez parfois comme envahissants… ces pensées obsessionnelles… ces comportements compulsifs… Vous les observez… non pas pour les juger… mais simplement pour les comprendre… Imaginez que vous pouvez les regarder de loin… comme si vous observiez un film qui se déroule devant vous… Ces pensées… ces comportements… ils sont là pour essayer de vous protéger… de vous rassurer… Mais vous allez découvrir qu'il existe une autre manière… plus douce… plus efficace… de vous sentir en sécurité…"

"Imaginez maintenant... que ces pensées et comportements... qui vous semblaient auparavant si envahissants... commencent à se transformer... devant vos yeux... Imaginez qu'ils se métamorphosent en un jardin... un jardin secret qui vous appartient... Chaque pensée obsessionnelle devient une graine... une petite graine... que vous pouvez planter dans la terre de votre esprit... Et au lieu de grandir en inquiétude... ces graines commencent à pousser... à se développer en de magnifiques fleurs... des fleurs de tranquillité... de beauté... et de paix...

Voyez comment chaque comportement compulsif... autrefois source de stress... devient maintenant un geste délicat... comme arroser ces fleurs... les voir s'épanouir... Chaque fois que vous auriez ressenti le besoin de vous inquiéter ou de répéter un geste... vous pouvez maintenant choisir de nourrir ce jardin intérieur... en prenant soin de ces fleurs... en les voyant s'ouvrir à la lumière... se tourner vers le soleil... Ce jardin devient un lieu... de sérénité... un lieu où vous vous sentez... en contrôle... où chaque pensée et chaque geste contribue à créer un espace... de calme... et de beauté intérieure..."

"À chaque fois que ces pensées ou comportements apparaissent... vous vous souvenez de ce jardin... de ces fleurs que vous faites grandir... Et vous choisissez d'y ajouter plus de beauté... plus de paix...

Vous transformez chaque pensée en une occasion de faire fleurir quelque chose… de positif… de doux… de tranquille… Ce jardin devient votre refuge… un endroit où vous pouvez vous ressourcer… un espace où chaque pensée… chaque geste… devient un acte de création… de paix… de bien-être…"

(Renforcement)

"Chaque jour qui passe… vous sentez ce jardin grandir en vous… Vous ressentez de plus en plus cette capacité à transformer vos pensées… en quelque chose de beau… de serein… Vous êtes… en contrôle… vous êtes… maître de votre esprit… et chaque jour… vous découvrez de nouvelles manières de cultiver ce jardin intérieur… de faire fleurir la paix… la tranquillité… Cette sensation de calme… de sérénité… elle grandit en vous… elle devient de plus en plus naturelle… de plus en plus présente… dans votre quotidien…"

"Vous êtes capable de vivre votre vie avec plus de liberté… plus de légèreté… Chaque jour… vous vous éloignez un peu plus de ces pensées obsessionnelles… de ces comportements compulsifs… et vous vous rapprochez… de cette paix intérieure… de ce bien-être profond… qui est votre droit de naissance…"

(Répétition)

"Et chaque fois que vous faites l'expérience… de cette tranquillité… de ce calme intérieur… vous renforcez encore davantage cette nouvelle habitude… cette nouvelle manière d'être... Vous savez que vous pouvez retourner dans ce lieu de paix intérieure... chaque fois que vous en avez besoin... À chaque respiration... vous renforcez cette capacité... à vous détendre... à laisser passer les pensées... à rester centré... calme... en paix... Et plus vous pratiquez cela... plus cela devient facile... naturel... automatique..."

"Rappelez-vous... chaque fois que ces pensées ou comportements apparaissent... vous avez la capacité... de les observer... de les reconnaître... et de les laisser passer... Vous avez en vous toutes les ressources nécessaires pour vivre une vie sereine... libre de ces contraintes... Et chaque jour... vous vous en rapprochez un peu plus... chaque jour... vous vous sentez... plus fort... plus apaisé... plus libre..."

(Retour)

"Et maintenant... doucement... vous allez venir à cette nouvelle réalité... en gardant avec vous ces sentiments de calme... de sérénité... de contrôle...

Prenez une profonde inspiration... et, à votre rythme... commencez à bouger légèrement les mains, les pieds... Prenez conscience de tout votre corps, ici et maintenant, dans cette pièce...

Et lorsque vous serez prêt, en douceur, vous pourrez ouvrir les yeux, en vous sentant pleinement réveillé, apaisé, et confiant en votre capacité à gérer vos pensées de manière sereine, chaque jour un peu plus."

Trouble Obsessionnel Compulsif, TOC (variante)

(Après l'induction de votre choix)
...

"À présent... alors que vous êtes plongé dans cet état... de calme... profond... je vous invite à porter votre attention sur ces pensées ou comportements que vous ressentez parfois comme envahissants... ces pensées obsessionnelles... ces comportements compulsifs... Vous les observez... non pas pour les juger... mais simplement pour les comprendre...

Imaginez que vous pouvez les regarder de loin... comme si vous observiez un film... qui se déroule devant vous... Ces pensées... ces comportements... ils sont là pour essayer de vous protéger... de vous rassurer... Mais... vous allez découvrir qu'il existe une autre manière... plus douce... plus efficace... de vous sentir en sécurité..."

"Imaginez maintenant... que vous êtes capable de les observer sans vous y attacher... comme si vous regardiez des nuages passer dans le ciel... Ces pensées... ces comportements... vous pouvez les voir venir... les reconnaître... et les laisser passer... sans qu'ils n'aient plus d'impact sur vous... Chaque fois qu'une de ces pensées surgit... vous ressentez un sentiment... de calme... qui s'installe en vous... comme une vague douce... qui balaie toute tension... toute anxiété... Vous savez que vous pouvez choisir de... ne pas leur accorder d'importance... de ne pas les laisser perturber votre tranquillité intérieure..."

"Répétons cela ensemble... Chaque fois qu'une de ces pensées ou comportements tente de refaire surface... vous vous souvenez de ce que vous avez appris... Vous les observez... vous les reconnaissez... puis vous les laissez... s'éloigner... comme des nuages poussés par le vent... Et à la place... vous laissez entrer en vous un sentiment... de calme profond... de paix intérieure... Ces pensées n'ont plus de pouvoir sur vous... elles ne sont que des passagers temporaires dans votre esprit... Vous êtes bien plus fort... bien plus serein que ces pensées..."

(Renforcement)

"Chaque jour qui passe... vous sentez ce pouvoir grandir en vous... Vous ressentez de plus en plus cette capacité... à rester calme... à observer ces pensées et ces comportements de loin... sans vous laisser emporter par eux... Vous êtes... en contrôle... vous êtes maître de votre esprit... et chaque jour... vous découvrez de nouvelles manières... de vous apaiser... de vous recentrer... sur ce qui est véritablement important... pour vous... Cette sensation de calme... de sérénité... elle grandit... en vous... elle devient de plus en plus naturelle... de plus en plus présente dans votre quotidien..."

"Vous êtes capable... de vivre votre vie avec plus de liberté... plus de légèreté... Chaque jour... vous vous éloignez un peu plus de ces pensées obsessionnelles, de ces comportements compulsifs... et vous vous rapprochez de cette paix intérieure... de ce bien-être profond... qui est votre droit de naissance..."

(Répétition)

"Et chaque fois que vous faites l'expérience... de cette tranquillité... de ce calme intérieur... vous renforcez encore davantage cette nouvelle habitude... cette nouvelle manière d'être... plus calme... plus heureuse...

Vous savez que vous pouvez retourner dans ce lieu de paix intérieure... chaque fois que vous en avez besoin... À chaque respiration... vous renforcez cette capacité à vous détendre... à laisser passer les pensées... à rester centré... calme... en paix... Et plus vous pratiquez cela... plus cela devient facile... pour vous... naturel... automatique..."

"Rappelez-vous... chaque fois que ces pensées ou comportements apparaissent... vous avez la capacité de les observer... de les reconnaître... et de les laisser passer... Vous avez en vous toutes les ressources nécessaires... pour vivre une vie sereine... libéré de ces contraintes... Et chaque jour... vous vous en rapprochez un peu plus... chaque jour... vous vous sentez plus fort... plus libre... plus apaisé..."

(Retour)

"Et maintenant... doucement... vous allez commencer à revenir ici et maintenant, en gardant avec vous ce sentiment de calme, de sérénité, de contrôle.

Prenez une profonde inspiration... et, à votre rythme, commencez à bouger légèrement les mains, les pieds... Prenez conscience de tout votre corps, ici et maintenant, dans cette pièce...

Et lorsque vous serez prêt, vous pourrez ouvrir les yeux, en vous sentant pleinement réveillé, apaisé, et confiant en votre capacité à gérer vos pensées de manière sereine, chaque jour un peu plus."

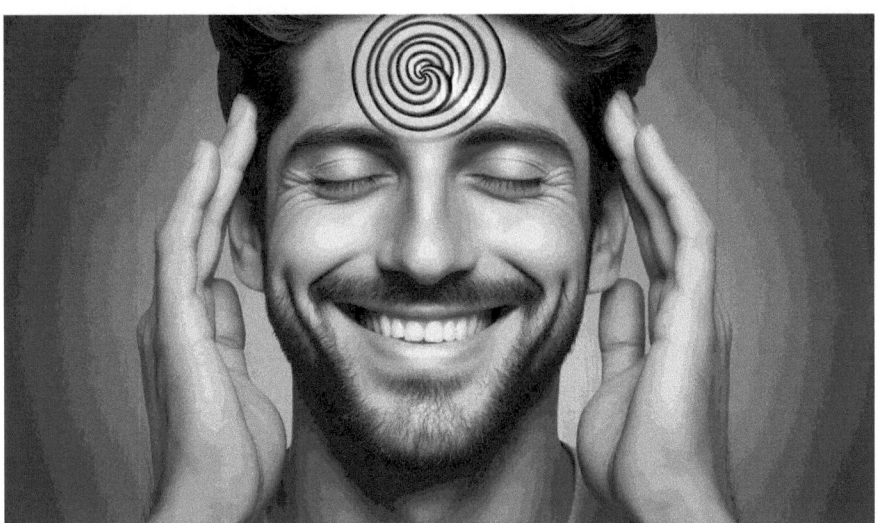

Addiction au sucre

(Après l'induction de votre choix)
…

Et alors que vous vous détendez… de plus en plus profondément… je voudrais que vous vous permettiez de penser à ces moments où vous ressentez ce besoin irrépressible de consommer du sucre… Ces moments où… peut-être… sans même y réfléchir… vous cédez à cette envie…

Et vous vous rendez compte maintenant… que ces envies ne sont pas seulement des envies de sucre… Elles sont souvent liées à d'autres choses… des émotions… des sensations… peut-être des souvenirs… Et bien souvent… nous mélangeons le bien-être réel avec cette fausse sensation de réconfort… que donnent les aliments et les boissons sucrées…

Mais maintenant… vous pouvez commencer à comprendre que… le sucre est un faux-ami… Il n'apporte pas le vrai réconfort… que vous méritez…

(Résolution de changer)

Et maintenant… que vous prenez conscience de cela… imaginez que vous avez le pouvoir… le pouvoir de faire un choix différent… À chaque fois que vous ressentez cette envie de sucre… vous avez aussi le choix de ne pas céder… Le choix de vous écouter… de prendre soin de vous… de manière plus saine… Vous savez que vous pouvez faire cela… parce que vous êtes fort... Vous avez déjà surmonté tant de choses... et ceci est juste une autre étape sur votre chemin vers une meilleure santé... vers une meilleure version de vous-même...

(Phase aversive)

Et à chaque fois que vous pensez à ce sucre... imaginez qu'il devient de plus en plus répulsif... pour vous... Peut-être que son goût devient amer... ou bien trop sucré... écœurant même... Vous ressentez un certain malaise à l'idée de le consommer... et ce malaise grandit à chaque fois que vous y pensez... Il n'y a plus de plaisir à en retirer... uniquement cette sensation désagréable... qui vous rappelle que vous n'en avez pas besoin... que vous êtes mieux sans... Vous réalisez que... le sucre ne vous apporte pas de réconfort... qu'il ne vous apporte pas le bien-être que vous pensiez... mais qu'il vous trompe... et vous... vous êtes plus fort que cette illusion malsaine...

(Remplacement par des Habitudes Saines)

Et maintenant... imaginez-vous dans ces moments où vous ressentiez habituellement cette envie de choses sucrées... Mais cette fois-ci... au lieu de céder à cette envie... vous faites un choix différent... Vous choisissez de boire un grand verre d'eau fraîche... ou de manger une poignée de fruits frais... pleins de vie et de vitamines... Ou bien vous allez faire une courte promenade pour vous changer les idées... Vous remarquez à quel point ces nouvelles habitudes vous apportent plus de satisfaction... plus de bien-être... que ces choses sucrées ne l'a jamais fait... Ces choix sains vous nourrissent vraiment... physiquement... et émotionnellement...

(Ancrage)

Je vais maintenant compter de 1 à 3... et à 3... vous allez serrer le poing de votre main dominante... Et chaque fois que vous ressentirez ce besoin de sucre... vous pourrez serrer le poing... et vous rappeler que vous êtes... en contrôle... que vous pouvez choisir une autre voie...

1... 2... 3... Serrez maintenant le poing... Sentez cette force intérieure... ce pouvoir de décision... Vous êtes capable... de changer... capable de faire des choix qui vous rapprochent de votre objectif...

(Relâchez le poing une dizaine de secondes après la fin de la phrase)

(Fierté et réalisation)

Et alors que vous vous voyez faire ces choix sains... à chaque fois... vous ressentez une immense fierté... une satisfaction profonde... Vous retrouvez votre énergie... votre vitalité... Vous remarquez que votre corps commence à changer... vous retrouvez une silhouette plus harmonieuse... plus en accord avec l'image que vous avez de vous-même... Et à chaque étape... vous vous félicitez... vous vous sentez fier... fier d'avoir pris soin de vous de cette manière...

(Répétition)

Chaque jour... chaque fois que vous choisissez de ne pas céder à cette envie de sucre... cette nouvelle habitude devient de plus en plus facile... de plus en plus naturelle... Bientôt... elle est simplement devenue une partie de qui vous êtes... une personne qui prend soin d'elle... qui fait des choix sains... une personne qui se respecte...

(Retour)

Et maintenant... je vais compter de 1 à 5... et à 5... vous ouvrirez les yeux, vous vous sentirez parfaitement réveillé, alerte, et prêt à continuer votre journée avec un sentiment de calme, de contrôle, et de bien-être profond...

1... Vous commencez à revenir lentement à votre état de conscience habituel...

2... Vos muscles commencent à se réveiller, vous pouvez bouger doucement...

3... Vous respirez profondément, en sentant cette énergie nouvelle circuler dans votre corps...

4... Vos yeux se préparent à s'ouvrir...

5... Ouvrez les yeux... Bienvenue dans cet état de conscience élargie... Vous vous sentez bien... fort... et prêt à vivre chaque jour en faisant des choix qui vous honorent.

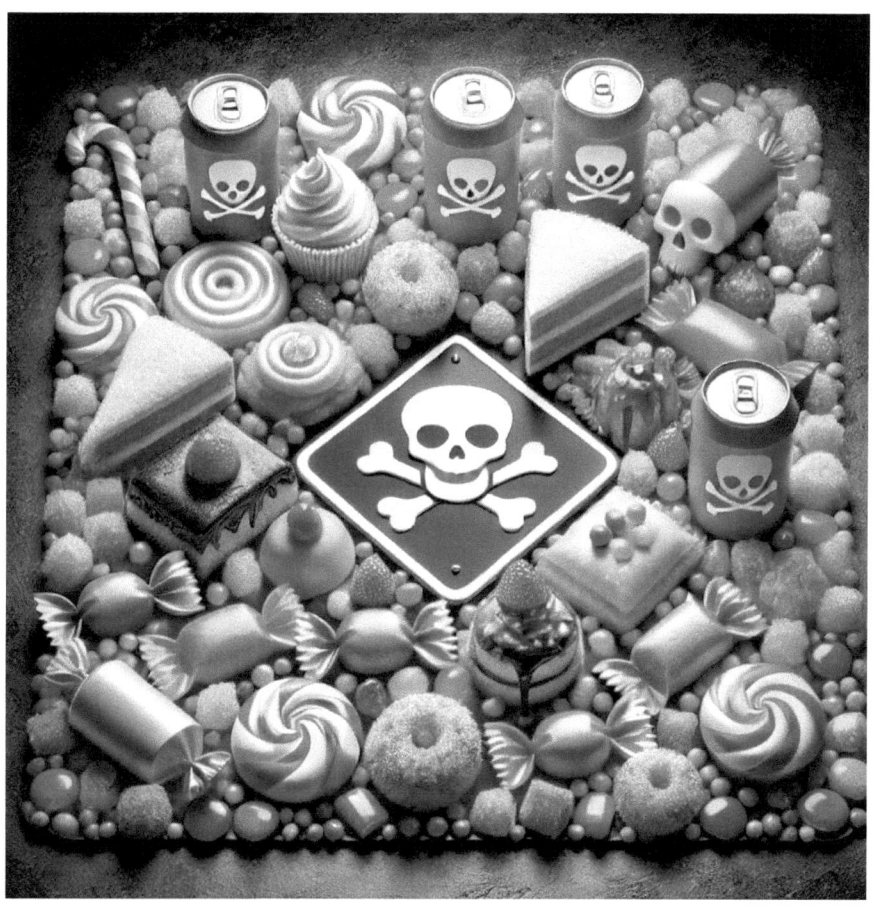

Addiction au sucre (variante)

(Après l'induction de votre choix)
...

"Dans cet état de relaxation... profonde... votre esprit est ouvert à de nouvelles possibilités... Vous savez que vous avez en vous la force... et la capacité... de faire des choix sains... pour votre corps...

Imaginez maintenant que vous voyez devant vous une table... sur laquelle sont posés différents aliments... Il y a des fruits frais... des légumes colorés... des noix croquantes... et aussi des sucreries... Vous vous souvenez peut-être de la satisfaction immédiate que ces sucreries ont pu vous apporter par le passé... mais vous commencez à comprendre que le sucre est en réalité un faux-ami...

Ce faux-ami brouille les messages naturels de votre corps... Il perturbe la manière dont vous ressentez la faim... et il masque les signaux de satisfaction... En réalité... le sucre ne comble pas vos vrais besoins... Il ne fait que... masquer les émotions... vous éloignant de la véritable source de bien-être... et de satisfaction intérieure...

Et maintenant... prenez un moment pour observer ces sucreries sur la table... Peut-être vous paraissent-elles déjà moins attrayantes... Vous réalisez que le sucre n'est pas un remède pour les émotions... En fait... il agit comme un poison... une substance qui vous enchaîne à un cycle de dépendance... sans jamais vraiment apaiser votre esprit... sans jamais nourrir votre corps...

À côté des sucreries nocives... vous voyez des aliments naturels... sains... qui nourrissent véritablement votre corps... et votre esprit... Peut-être un fruit, juteux et frais... Sentez son parfum... imaginez sa saveur naturelle... et réconfortante... Vous comprenez que ces aliments nourrissent non seulement votre corps... mais aussi votre esprit... Ils vous donnent de l'énergie... de la vitalité... et une véritable satisfaction...

Prenez conscience que vous avez en vous la volonté... et la capacité de faire ce changement... Vous pouvez choisir... choisir de vous libérer de ce faux-ami... de ce poison sucré... Chaque jour... vous renforcez cette volonté... de vous libérer du sucre... de faire des choix qui vous apportent réellement du bien-être... qui nourrissent votre être tout entier..."

(Récapitulation et motivation)

"Alors que vous vous trouvez dans cet état de calme... et de sérénité... prenez un moment pour récapituler ce que vous avez appris et ressenti aujourd'hui... Vous savez maintenant que le sucre, bien qu'il puisse sembler réconfortant à première vue, est en réalité un ennemi... qui brouille vos signaux naturels de faim et de satisfaction... Il masque vos émotions... sans jamais réellement les résoudre... vous enchaînant à un cycle de dépendance...

Vous avez pris conscience que le sucre n'est pas un remède... mais un poison... un poison qui vous éloigne de la véritable satisfaction... de la véritable paix intérieure... Vous avez vu que des choix plus sains... plus naturels... existent pour nourrir votre corps et votre esprit... Des choix qui vous apportent énergie... vitalité... et bien-être durable...

Et maintenant... vous sentez cette puissante motivation croître en vous... La motivation de vous libérer de cette dépendance... pour de bon... Chaque jour... chaque instant... vous renforcez votre volonté de vivre libéré du sucre... De faire des choix qui vous élèvent... qui vous apportent une satisfaction profonde... et authentique... Vous vous sentez prêt... capable... et résolu à transformer votre vie pour le mieux... en laissant derrière vous ce faux-ami..."

(Sortie de transe)

"Et maintenant... prenez tout le temps dont vous avez besoin pour vous souvenir de cette expérience... Vous pouvez vous rappeler que chaque jour, il vous sera plus facile de choisir ce qui est bon... pour vous...

Prenez une grande respiration, et commencez doucement à revenir ici, dans cette pièce...

Vous pouvez bouger vos mains, vos pieds, vous étirer si vous le souhaitez...

Et quand vous êtes prêt, en douceur, vous pouvez ouvrir les yeux, en vous sentant frais, alerte, et complètement présent...

Sentez la satisfaction de savoir que vous avez en vous tout ce qu'il faut pour réussir ce changement..."

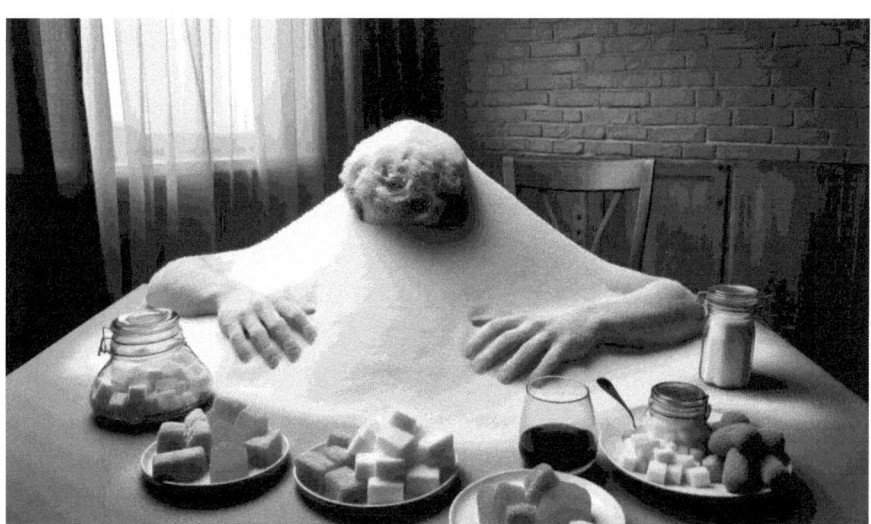

Apaiser l'enfant intérieur

Nous avons tous, en nous, un enfant brimé, abandonné, malmené ou réduit au silence par l'adulte que nous sommes devenu. Le reconnaître et le libérer, c'est reconnaître et libérer notre essence profonde, notre potentiel créatif, notre spontanéité et, finalement, notre nature propre.

*

(Après l'induction de votre choix)
...

Maintenant... je voudrais que vous laissiez votre esprit voyager doucement... Revenez en arrière... bien loin dans le temps... Revenez à un moment où vous étiez encore un enfant... Imaginez cet enfant... c'est vous... à une autre époque... Peut-être qu'il se cache... peut-être qu'il est un peu craintif... comme un petit animal fragile... qui a besoin de douceur... de patience... de tendresse... Voyez cet enfant... ressentez sa présence... Prenez un moment pour l'observer... sans le brusquer... avec toute la délicatesse dont vous êtes capable...

(Réassurance et amour)

Approchez-vous maintenant de cet enfant avec une immense douceur... Imaginez que vous tendez lentement la main...

comme vous le feriez pour apprivoiser un petit animal craintif... Dites-lui maintenant, avec toute la tendresse... et l'amour... que vous ressentez : "Je sais que tu as souffert... que tu n'as peut-être pas été assez aimé... que tu as peut-être ressenti... un manque... un vide... Mais ce n'était pas ta faute... Tu n'es coupable de rien... Tu n'as pas à avoir honte de ce que tu as vécu... ni de ce dont tu as été privé... Tu es parfait tel que tu es... avec toutes tes qualités... toutes tes forces... Et sache que je suis là pour toi... Je suis la version adulte de toi-même... et je t'aime profondément... Je te protège... je te respecte... et je prendrai toujours soin de toi..."

(Environnement d'Amour)

Imaginez maintenant... que vous prenez cet enfant fragile... et craintif... dans vos bras... très doucement... Vous le serrez délicatement... comme pour ne pas l'effrayer...

Ensemble... vous êtes entourés d'une lumière douce... chaude... et dorée... Une lumière d'amour inconditionnel... une lumière... qui guérit... Cette lumière... elle représente tout l'amour dont vous avez toujours eu besoin... et elle est là... pour vous... pour l'enfant que vous étiez... Ressentez cette lumière... qui vous enveloppe tous les deux... qui pénètre chaque cellule de votre être... vous remplissant d'amour... de chaleur... de sécurité...

Vous êtes en sécurité ici... Vous êtes aimé... profondément... et inconditionnellement...

(Renforcement et répétition)

Répétez à cet enfant intérieur... doucement... encore et encore... ces mots d'amour et de réassurance : "Tu es aimé... Tu es protégé... Tu es respecté... Tu n'as pas à avoir honte... Ce que tu as vécu ne définit pas qui tu es... Tu es magnifique... juste tel que tu es... Et je suis là pour toi... toujours..."

À chaque répétition... l'enfant commence à croire un peu plus ces mots... à les intégrer profondément en lui... Il sent l'amour grandir en lui... un amour qui l'apaise... qui le guérit... comme un petit animal qui commence à faire confiance... qui sent qu'il est en sécurité...

(Ancrage)

Je vais maintenant compter de 1 à 3, et à 3, vous allez serrer doucement le poing de votre main dominante... Et chaque fois que vous ressentirez le besoin de rassurer cet enfant intérieur... de lui offrir cet amour... vous pourrez serrer le poing... et sentir à nouveau cette lumière douce et dorée vous envelopper tous les deux...

1... 2... 3... Serrez maintenant doucement le poing... Sentez cette force tranquille... cet amour apaisant... qui vous unit... Vous êtes une seule et même personne... complète... aimée... et en paix avec vous-même...

(Relâcher le poing et courte pause)

(Retour)

Et maintenant, je vais compter de 1 à 5... et à 5, vous ouvrirez les yeux... vous vous sentirez parfaitement réveillé, calme, apaisé, et empli d'un amour profond... pour vous-même...

Vous emporterez avec vous ce sentiment de paix, de protection, et de respect que vous avez partagé avec votre enfant intérieur...

1... Vous commencez à revenir lentement dans le moment présent...

2... Vos muscles commencent à se réveiller, vous pouvez bouger doucement...

3... Vous respirez profondément, en sentant cette chaleur et cet amour circuler dans tout votre corps...

4... Vos yeux se préparent à s'ouvrir...

5... Ouvrez doucement les yeux...

Bienvenue dans cet état de conscience élargie... Vous vous sentez bien... en paix... et prêt à vivre chaque jour en vous aimant, en vous respectant, et en protégeant cet enfant intérieur avec toute la bienveillance qu'il mérite.

| Insomnie, s'endormir maintenant |

Ce script est conçu pour encourager un lâcher-prise total des pensées parasites et pour préparer le corps et l'esprit à un sommeil profond, réparateur, et régénérateur.

*

(Introduction)

"Installe-toi confortablement dans ton lit, laisse-toi aller et commence à prendre conscience de ta respiration... sans chercher à la modifier... simplement en observant le va-et-vient naturel de l'air qui entre et qui sort... À chaque inspiration... tu sens ton corps se détendre un peu plus... et à chaque expiration, tu relâches encore plus les tensions... Prenons quelques instants pour simplement apprécier ce moment de calme... de tranquillité... de sécurité."

(Induction)

"Maintenant... je vais te demander d'imaginer un endroit où tu te sens particulièrement en paix... un endroit où tu te sens en sécurité... calme... et profondément... relaxé... Cela peut être un lieu que tu connais bien... ou peut-être un endroit que tu imagines pour la première fois... Vois les détails autour de toi... les couleurs... les formes... la lumière... et écoute les sons qui t'entourent... les bruits apaisants de la nature... ou peut-être le silence qui règne ici..."

"À mesure que tu explores cet endroit paisible... tu remarques que ton corps devient de plus en plus... lourd... chaque muscle... se détend... complètement... de ta tête jusqu'à tes pieds... Ta tête s'enfonce doucement dans l'oreiller... tes épaules... se relâchent... et ton dos... se détend... complètement..."

"Tu sens cette douce sensation... de confort... s'étendre dans tes bras... tes mains deviennent lourdes... et détendues... et cette sensation... de calme... descend dans ton torse... ton ventre... et jusqu'à tes jambes... Tes jambes sont si lourdes maintenant... si détendues... et cette sensation... de calme... et de confort... continue de descendre jusque dans tes pieds... Tes pieds sont maintenant complètement... relâchés... lourds... et profondément... détendus... »

(Profondeur)

"À chaque respiration... tu te sens glisser... de plus en plus profondément... dans ce magnifique état... de relaxation... Imagine que tu es allongé sur un doux nuage... flottant doucement... ce nuage te porte... te soutient parfaitement... Et plus... tu te laisses aller... plus tu te sens... calme... apaisé...

C'est si facile... de flotter... de laisser ton esprit s'évader... doucement...

Tu n'as rien à faire... rien à penser... juste te laisser porter... flotter... et te détendre...

de plus en plus profondément."

(Se libérer des ruminations et des pensées inutiles)

"Maintenant... tu peux commencer à remarquer comment les pensées qui t'ont accompagné jusqu'ici commencent... à s'évanouir... Ces ruminations... ces pensées inutiles... qui peuvent parfois tourner en boucle dans ton esprit... tu peux simplement les observer s'éloigner doucement... Comme des nuages qui passent dans le ciel... tu les vois... tu les reconnais... et puis... tu les laisses s'éloigner... Chaque pensée qui n'a plus besoin d'être là s'évapore... doucement... pour laisser place à... ce calme intérieur... À chaque souffle... ces pensées deviennent... de plus en plus légères... de moins en moins importantes... jusqu'à ce qu'elles disparaissent... complètement... laissant ton esprit libre... clair... et parfaitement tranquille."

(Se réjouir du sommeil délicieux et réparateur à venir)

"Alors maintenant que ton esprit est... libre... et tranquille... tu peux commencer à te réjouir... de ce sommeil délicieux... qui t'attend... Ce sommeil sain et réparateur... qui va durer exactement le temps nécessaire... pour que tu te réveilles en pleine forme demain matin... Ton corps sait exactement ce dont il a besoin... et il va te permettre de plonger dans ce... sommeil... profond... et revitalisant... un sommeil où chaque cellule de ton corps va se régénérer... chaque muscle va se reposer... et ton esprit va se ressourcer..."

"C'est un sentiment merveilleux... de savoir que tu vas passer une nuit de sommeil parfaite... Un sommeil... qui te permettra de te réveiller plein d'énergie... de vitalité... et de joie de vivre... Tu mérites ce sommeil... et il est là... prêt à t'accueillir... Il te suffit de... te laisser aller... de t'abandonner... t'abandonner à ce moment de paix... et de te réjouir de tout ce que ce sommeil va t'apporter de bon."

(Transition vers le Sommeil)

"Il n'y a rien d'autre à faire maintenant... simplement te laisser aller... dans cet état de... sommeil... profond... Chaque fois que tu entends ma voix... elle t'encouragera à plonger plus profondément dans ce sommeil réparateur... Et même si ma voix s'éloigne... tu restes dans cet état... de relaxation... laissant ton corps et ton esprit se reposer... complètement... Bonne nuit... dors bien..."

Pipi au lit, énurésie

Cette séance est conçue pour renforcer progressivement la confiance, aider ton esprit et ton corps à collaborer pour un sommeil paisible, et maintenir les soucis à distance. Tu peux la répéter régulièrement pour en renforcer les effets.

*

(Après l'induction de votre choix)
...

Dans cet état... de relaxation... je vais te parler de quelque chose d'important... Parfois... il arrive que certaines personnes se réveillent... et réalisent qu'elles ont fait pipi au lit... Cela peut arriver à n'importe quel âge... et souvent... cela s'accompagne de sentiments de honte... de gêne... ou de culpabilité...

Mais je veux que tu comprennes une chose essentielle : tu n'es absolument pas coupable de cela... Ce n'est en aucun cas de ta faute... Ton corps est en train d'apprendre... il fait de son mieux... et parfois... il a simplement besoin d'un peu de temps... et d'aide... pour fonctionner différemment... Ce phénomène est plus courant qu'on ne le croit... et il n'a rien à voir avec ta valeur en tant qu'individu...

(Dissolution de la honte)

Maintenant… j'aimerais que tu imagines… la honte et la gêne que tu as peut-être pu ressentir par le passé, comme une vieille couverture…. Cette couverture, tu l'as peut-être portée pendant longtemps… mais elle est devenue… trop lourde… trop encombrante… et elle ne t'appartient pas vraiment… En réalité… elle n'a jamais eu sa place avec toi…

Imagine que tu peux la retirer… doucement… et la laisser tomber au sol… Observe-la se désagréger… se dissoudre… et disparaître… pour de bon…

Et à mesure qu'elle disparaît… tu ressens une légèreté nouvelle… un sentiment… de liberté… Tu te libères de ce poids inutile… de cette honte qui n'a jamais eu à être là…

(Libération des peurs)

Avant de t'endormir… tu peux laisser toutes les petites peurs de la journée s'envoler… Comme des nuages qui passent lentement dans le ciel… elles s'éloignent de toi… te laissant un esprit clair… calme… et serein… Il n'y a rien à craindre ici… rien à retenir… Tu peux simplement permettre à ton esprit de… se détendre… complètement… de se préparer à un sommeil réparateur…

Ton esprit est aussi là pour garder les mauvais souvenirs et les soucis à leur place… Imagine que tu ranges ces mauvais souvenirs et ces soucis dans des boîtes… bien fermées… et rangées sur une étagère… Ces boîtes sont là pour que les souvenirs et les soucis ne dérangent pas ce que tu fais… pour qu'elles ne se mélangent pas avec ce dont tu as vraiment besoin… Elles restent à leur place… bien loin de ton sommeil… qui peut ainsi rester paisible… sans interruption…

(Renforcement positif et contrôle nocturne)

Maintenant… je veux que tu te concentres sur la confiance que tu peux avoir en toi-même… et en ton corps… Ton corps apprend chaque jour… il progresse… et il commence à comprendre comment répondre à tes besoins… même pendant ton sommeil…

Quand tu te prépares à t'endormir… ton esprit… si sage… peut donner des ordres à tes différents organes pour qu'ils contrôlent l'envie de faire pipi… Tu peux imaginer cette communication se faire… en douceur… efficacement… permettant à ton corps de rester calme… et endormi… toute la nuit…

Ton esprit veille sur toi… même dans le sommeil… te permettant de profiter d'une belle… et douce nuit de repos.

Chaque nuit… tu peux commencer à remarquer de petits changements… Peut-être ce soir… peut-être demain… ou la semaine prochaine… ton corps commence à comprendre ce que tu veux... Il sait comment te protéger... comment te permettre de dormir tranquillement... sans interruption...

Souviens-toi, tu n'es jamais seul dans ce processus... Il y a toujours des moyens de recevoir du soutien... et de l'aide si tu en as besoin... Chaque jour... chaque nuit... tu peux te sentir de plus en plus confiant... de plus en plus à l'aise... avec toi-même... et tu sais que tu peux faire confiance à ton corps...

(Répétition finale)

Alors que tu te laisses aller vers le sommeil... rappelle-toi que ton esprit peut donner des instructions claires à ton corps... pour te permettre de passer une nuit paisible... sans perturbation...

Chaque fois que tu t'endors... cette connexion devient plus forte... plus naturelle... Ton esprit et ton corps travaillent ensemble... pour te permettre de profiter d'un sommeil doux... profond... et réparateur...

Et à chaque respiration... cette nouvelle confiance grandit en toi... Chaque nuit... chaque moment de repos... ton corps apprend à répondre de mieux en mieux à tes besoins... Et pendant que tu dors... ton esprit garde à leur place les peurs et les soucis... comme on range des choses dans des boîtes... pour que rien ne vienne déranger ton sommeil... Tu es en sécurité... tu es calme... et tu es prêt à profiter d'un sommeil paisible...

(Retour)

Maintenant... alors que cette séance touche à sa fin... tu peux commencer à ramener ton attention vers l'extérieur... Tu peux sentir la surface sur laquelle tu es installé... sentir l'air autour de toi.

Commence à bouger doucement tes mains, tes pieds, et à prendre une grande inspiration, en te remplissant de cette nouvelle énergie, cette confiance en toi-même.

Et quand tu seras prêt, en douceur, tu pourras ouvrir les yeux, ramenant avec toi ce sentiment de légèreté, de confiance, et de sérénité.

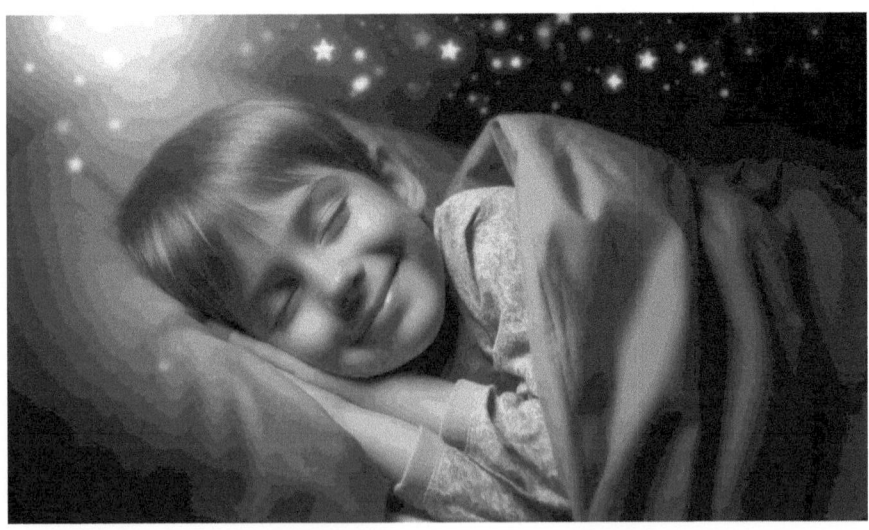

Pleine conscience, mindfullness

Ce script est conçu pour aider une personne à se connecter profondément avec le moment présent, en observant ses sensations corporelles, ses émotions, et ses pensées avec une attitude d'acceptation et de bienveillance.

*

(Après l'induction de votre choix)
...

"Et tandis que tu continues... à respirer... tu peux laisser ta conscience s'élargir doucement... à l'ensemble de ton corps... Remarque les parties de ton corps qui sont détendues... et celles qui le sont un peu moins... Remarque simplement ces sensations... sans chercher à les changer... Chaque sensation est simplement une information... rien à corriger... rien à juger... Juste l'expérience de l'instant présent... telle qu'elle est..."

(Profondeur)

"À chaque respiration... tu plonges un peu plus profondément... dans cet état... de présence... Un état où tu es totalement connecté... avec ton corps... ton esprit... et l'environnement qui t'entoure... Remarque maintenant les pensées qui traversent ton esprit... Peut-être qu'elles sont nombreuses... ou peut-être qu'il y a de l'espace entre elles... Observe simplement... comme si tu regardais des nuages passer dans le ciel... sans t'attacher à aucune pensée en particulier... Tu n'as pas besoin de les suivre... ni de les analyser... Juste les observer... et les laisser passer..."

"Et maintenant... porte ton attention... sur tes émotions... Quelles que soient les émotions qui sont présentes en cet instant... elles sont parfaitement acceptables... Peut-être ressens-tu... de la tranquillité... ou peut-être une autre émotion... Accueille chaque émotion avec bienveillance... sans essayer de la changer... ou de la repousser... Simplement observer... être avec elle... comme un ami fidèle qui écoute sans juger..."

(Mindfulness dans le corps)

"Maintenant... je vais te demander de porter ton attention sur différentes parties de ton corps... une à une... en y amenant une conscience douce... et bienveillante... Commence par tes pieds... observe simplement les sensations présentes... leur position... leur poids... la pression... Remonte doucement à tes mollets... puis à tes genoux... à tes cuisses... Sens chaque partie de ton corps... en y amenant une attention pleine... et entière..."

"Monte maintenant vers ton bassin... puis ton ventre... Observe le mouvement de ton souffle ici... sans essayer de le changer... Juste remarquer... Continue à monter vers ta poitrine... puis tes épaules... Remarque toutes les sensations..., peut-être de la détente... ou peut-être une tension... Simplement, observe... Et si tu remarques une tension... envoie-lui une douce attention... comme pour lui dire : « Je te vois, et c'est ok que tu sois là. »"

"Continue à monter vers ton cou... puis ton visage... Observe les sensations ici... Peut-être dans ta mâchoire... ou autour de tes yeux... Remarque tout ce qui est là... sans jugement... sans vouloir changer... Juste être... avec ces sensations... dans une acceptation totale de ce qui est..."

(Mindfulness des pensées et émotions)

"Maintenant que tu es pleinement connecté à ton corps... tu peux également observer comment tes pensées... et tes émotions fluctuent... comme des vagues sur l'océan... Parfois... les vagues sont grandes... parfois elles sont petites... mais l'océan reste toujours là... calme en profondeur...

Imagine-toi comme cet océan... capable d'observer les vagues de pensées et d'émotions qui viennent et qui passent... sans être emporté par elles... Tu es l'observateur calme... et serein... présent avec tout ce qui est..."

"Chaque pensée... chaque émotion... est comme une feuille emportée par le vent... Tu les observes... tu les accueilles...

puis tu les laisses partir... Tu es ici... maintenant... et tout ce qui arrive est simplement une partie de l'expérience... du moment présent..."

(Expansion de la pleine conscience)

"Alors maintenant... imagine cette présence consciente s'étendre au-delà de ton corps... au-delà de tes pensées et de tes émotions... Imagine-toi devenir conscient... de tout ce qui t'entoure... les sons dans la pièce... la température de l'air... Peut-être même la présence d'autres personnes autour de toi... Tu es pleinement conscient de ce moment... de tout ce qui se passe... et pourtant... profondément en paix... profondément connecté à ce qui est... ici et maintenant..."

"Dans cet état de pleine conscience... tu te rends compte que chaque moment est une nouvelle opportunité d'être pleinement présent... que chaque respiration est une nouvelle opportunité de te reconnecter à toi-même... à ton corps... à ton esprit... et au monde qui t'entoure..."

(Courte pause et retour progressif)

"Et quand tu seras prêt, tu pourras commencer à ramener doucement ton attention vers l'extérieur... vers la pièce dans laquelle tu te trouves... Tu peux commencer à bouger doucement tes mains et tes pieds... à sentir ton corps en contact avec la surface sur laquelle tu es installé... Ramène avec toi cette conscience, cette présence que tu as cultivée... Saches que tu peux revenir à cet état de pleine conscience à tout moment, simplement en prenant une respiration... Et lorsque tu ouvriras les yeux, tu te sentiras pleinement éveillé, revitalisé, et profondément en paix avec toi-même et le moment présent."

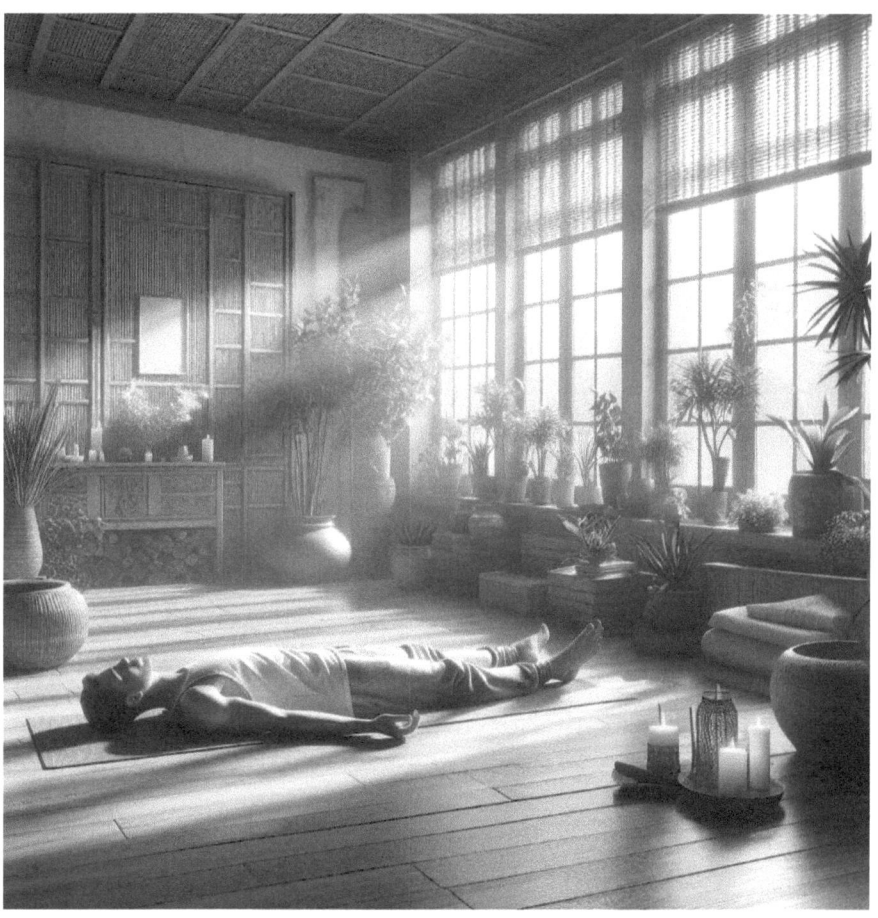

> Préparation mentale

Ce script t'invite à visualiser non seulement l'état de préparation, mais aussi le succès final. Il renforce les sentiments positifs associés à l'accomplissement de tes objectifs, créant une ancre mentale puissante que tu peux réactiver à volonté.

*

(Après l'induction de ton choix)
...

"Alors que ton corps est plongé dans cette relaxation... profonde... ton esprit peut commencer... à se libérer... à voyager au plus profond... de ton inconscient... à cet endroit où toutes tes ressources internes sont stockées... prêtes à être mobilisées... pour t'aider à atteindre ce que tu désires le plus...

Je voudrais que tu imagines maintenant un escalier devant toi... un escalier qui descend doucement... vers un lieu encore plus calme... encore plus profond... un lieu de ressources intérieures infinies...

Chaque marche que tu descends... t'amène à un état de... relaxation... encore plus profond... un état où ton inconscient peut devenir pleinement réceptif... prêt à intégrer toutes les suggestions positives pour ta préparation mentale...

Descends lentement cet escalier... marche après marche... Compte à rebours... de dix à un...

Dix... Tu descends plus profondément...

Neuf... Tu te sens de plus en plus calme...

Huit... Chaque pas t'enfonce davantage dans cet état de relaxation...

Sept... Tu es presque à mi-chemin...

Six... Tes pensées deviennent de plus en plus claires, de plus en plus ouvertes...

Cinq... La détente t'enveloppe...

Quatre...

Trois... Tu es presque arrivé...

Deux...

Un... Tu es maintenant dans un état de relaxation profonde... prêt à te connecter à tes ressources les plus profondes..."

(Exploration et Visualisation du Lieu Idéal)

"Imagine maintenant... que tu te trouves dans un endroit qui symbolise pour toi le calme absolu... un lieu où tu te sens parfaitement en sécurité... en paix... et totalement aligné... avec toi-même...

Cela pourrait être une plage tranquille... un jardin luxuriant... un sommet de montagne... ou même un endroit que tu crées de toute pièce... un lieu unique qui n'existe que pour toi... là... maintenant.

Regarde autour de toi... Quels détails vois-tu ? Le ciel est-il bleu et dégagé... ou nuageux ? ... Sens-tu la chaleur du soleil... ou une douce brise qui caresse ton visage? ...

Prends le temps... de vraiment explorer cet endroit... Écoute les sons autour de toi... Peut-être entends-tu le chant des oiseaux... le doux murmure du vent à travers les arbres... ou le bruit des vagues qui s'étalent doucement sur le rivage ? ... Sens la texture du sol sous tes pieds... la température de l'air sur ta peau... Respire profondément... et absorbe l'odeur de cet endroit... Peut-être l'air est-il imprégné d'un parfum de fleurs... de l'odeur salée de la mer... ou d'un arôme de pin ? ...

Dans ce lieu... tu es pleinement présent... en harmonie... avec tout ce qui t'entoure... Ici... tu es capable de laisser ton esprit s'ouvrir complètement... à toutes les possibilités... à toutes les ressources... que tu possèdes en toi-même... prêtes à t'aider à réussir dans tout ce que tu entreprends...

Maintenant... tout en restant dans ce lieu de calme... et de puissance... visualise la situation pour laquelle tu te prépares mentalement... Imagine-la de manière détaillée... comme si tu y étais en ce moment... Vois ce qui se passe autour de toi... Quels sont les environnements... les personnes qui t'entourent... Visualise-toi, dans cette situation... avec une attitude pleine de confiance... et de sérénité... Tu te sens totalement maître de toi-même... capable de relever ce défi... avec succès...

Observe ton propre comportement dans cette situation... Tu es calme... centré... et toutes tes actions sont guidées par une clarté d'esprit... et une détermination... profonde... Tu sais exactement quoi faire... comment le faire... et tu te sens parfaitement à l'aise... chaque geste... chaque décision... est naturelle... fluide...

Les autres autour de toi ressentent cette assurance... ils perçoivent ta maîtrise... et tout se passe exactement comme tu le souhaites...

Maintenant... ressens les émotions positives qui découlent de cette réussite... Ressens cette fierté... cette satisfaction intérieure... cette joie profonde... qui émane de toi alors que tu réalises que tu as accompli ce que tu voulais... que tu as atteint ton objectif avec succès... célèbre cette réussite...

Laisse ces sentiments de victoire se répandre en toi... remplissant chaque cellule de ton corps de cette énergie positive... de cette confiance inébranlable...

Ancre maintenant cette image et ces émotions dans ton esprit... Sache que tu peux revenir à cette visualisation à tout moment... et chaque fois que tu le feras... cette confiance... cette certitude... cette force intérieure... deviendront de plus en plus puissantes... t'accompagnant dans chaque situation de ta vie..."

(Suggestions post-hypnotiques)

"À partir de maintenant... chaque fois que tu penseras à cet endroit de calme... chaque fois que tu reviendras à cette visualisation de réussite... tu te sentiras instantanément plus fort... plus confiant... et prêt à faire face à toutes les situations... avec une clarté... et une assurance totale...

Chaque fois que tu revisualiseras ce moment de succès... cette confiance en toi s'amplifiera... te permettant d'affronter tout ce qui se présente à toi... avec un esprit calme... et une certitude absolue... de réussite...

Tu te rappelleras que cette force... cette sérénité... et cette confiance... sont toujours en toi... prêtes à être mobilisées à tout moment...

Chaque jour... tu te sentiras de plus en plus capable... de plus en plus prêt à accomplir tes objectifs... à surmonter les défis... et à avancer vers ce que tu désires vraiment obtenir dans ta vie..."

(Retour)

"Et maintenant... doucement... il est temps de revenir à ton état de conscience habituel, de ramener ton attention à ton corps et à l'espace qui t'entoure…. Commence par bouger légèrement tes mains, tes pieds…

Sens cette énergie nouvelle, cette force intérieure qui t'envahit et qui est prête à t'accompagner pour la suite de ta journée…

Sens comment tu es à la fois détendu et rempli d'une énergie nouvelle, prête à être utilisée pour accomplir tout ce que tu souhaites.

Prends une grande inspiration… Et en expirant, commence à ouvrir les yeux doucement, en te sentant pleinement présent, pleinement conscient, rafraîchi et prêt à continuer ta journée avec cette nouvelle force, cette confiance et cette sérénité en toi.

Accueille cette nouvelle journée avec tout ce que tu as visualisé, avec tout ce que tu es prêt à accomplir."

Procrastination

(Après l'induction de votre choix)
...

"Maintenant que ton corps est profondément... détendu... ton esprit peut commencer à explorer... à voyager... au plus profond de ton inconscient... là où résident toutes tes ressources intérieures... prêtes à être utilisées... pour surmonter la procrastination... pour t'aider à accomplir ce que tu désires vraiment...

Je veux que tu imagines un escalier... devant toi... qui descend... doucement... vers un lieu de calme profond... un endroit où tu peux te connecter à tes ressources les plus puissantes... Commence à descendre cet escalier... marche après marche... en te sentant... de plus en plus calme... de plus en plus relaxé... Avec chaque marche que tu descends... tu te rapproches de cet espace intérieur où tu pourras explorer ce qui te retient... ce qui t'empêche d'avancer...

À chaque marche... tu te sens plus... détendu... plus en contact avec tes émotions profondes... Et maintenant... tu arrives à un endroit... de calme... un lieu de paix intérieure... où tu peux commencer à explorer ce qui se passe vraiment en toi..."

(Prise de Conscience)

"Dans cet état de... calme... profond... je voudrais que tu te connectes à ce sentiment de procrastination... cet état où tu repousses les choses que tu sais devoir faire... Peut-être y a-t-il une résistance... une peur... ou simplement un manque de motivation... Observe ce sentiment... sans jugement... comme si tu étais un observateur curieux... cherchant à comprendre ce qui se passe vraiment...

Imagine maintenant que ce sentiment de procrastination est comme une pièce dans une maison... Une pièce que tu as laissée à l'abandon... où les choses s'accumulent... où le désordre règne... Peut-être que tu évites d'entrer dans cette pièce parce qu'elle te semble chaotique... désorganisée... ou même intimidante...

Mais aujourd'hui... tu vas faire quelque chose de différent... Tu vas ouvrir la porte de cette pièce et entrer... Regarde autour de toi... Peut-être y a-t-il des choses que tu n'as pas regardées depuis longtemps... des tâches inachevées... des projets que tu as mis de côté... Et en observant tout cela, prends conscience que ce désordre n'est qu'une accumulation de petits éléments... Rien de tout cela n'est insurmontable... rien n'est trop grand pour toi..."

(Métaphore thérapeutique)

"Maintenant... imagine que tu tiens dans ta main une petite lampe de poche... une lumière qui représente ta conscience... ta clarté mentale... Avec cette lumière... tu commences à éclairer un coin de la pièce... puis un autre... À chaque fois que tu éclaires un endroit... tu te rends compte que ce n'est pas aussi difficile à gérer que tu le pensais... C'est simplement une question de prendre un petit pas à la fois...

Cette lumière te permet de voir clairement ce qui doit être fait... Et à mesure que tu éclaires la pièce... tu commences à organiser les choses... à ranger... à te débarrasser de ce qui n'est plus nécessaire... à mettre de l'ordre... Et plus tu avances... plus tu te sens... léger... libéré... Cette pièce qui semblait si chaotique au début... devient de plus en plus claire... de plus en plus ordonnée...

Chaque objet que tu ranges... chaque tâche que tu termines... te rapproche de la sensation de satisfaction... de la certitude que tu avances dans la bonne direction... Et tu te rends compte que ce processus, cette lumière de conscience... est toujours à ta disposition... Chaque fois que tu as l'impression que quelque chose est trop difficile... tu peux simplement utiliser cette lumière pour éclairer un petit coin à la fois... et tout devient... plus facile... plus gérable..."

(Répétition)

"Je voudrais que tu répètes mentalement cette phrase : 'Un pas à la fois, je peux tout accomplir'.

Répète-la encore…

'Un pas à la fois, je peux tout accomplir'…

'Un pas à la fois, je peux tout accomplir'…

'Un pas à la fois, je peux tout accomplir'…

Encore…

et laisse cette vérité s'enraciner… profondément en toi… 'Un pas à la fois, je peux tout accomplir'…

Chaque fois que tu ressentiras la tentation de procrastiner… cette phrase résonnera en toi… te rappelant que tout ce dont tu as besoin… c'est de faire un premier pas… puis un autre… et un autre…

Tu te rappelleras aussi que la lumière de ta conscience est toujours disponible… pour toi… prête à t'aider à voir clairement… à organiser tes pensées… à mettre de l'ordre dans ce qui semblait chaotique… À chaque fois que tu commenceras une tâche… cette lumière sera là pour t'accompagner… pour te montrer que tu es capable… capable de tout accomplir… un pas à la fois…"

(Conclusion et retour)

"Maintenant... tout en gardant cette lumière de conscience avec toi... tout en sachant que tu es capable de... surmonter la procrastination... il est temps de revenir doucement à ton état habituel de conscience... Reprends conscience de ton corps, de la pièce où tu te trouves... Commence à bouger légèrement tes mains, tes pieds, tu peux t'étirer si tu le souhaites... Sens cette énergie nouvelle qui t'envahit, cette force intérieure que tu as activée en toi, prête à t'accompagner chaque jour...

Prends une grande inspiration, et en expirant, commence à ouvrir les yeux doucement... Ramène avec toi cette lumière, cette clarté, et cette conviction que tu peux tout accomplir, un pas à la fois... Ouvre les yeux maintenant, en te sentant plein d'énergie, prêt à affronter toutes les tâches devant toi avec une nouvelle détermination, un nouveau courage... et une certitude profonde que rien n'est insurmontable."

Peur de l'eau

(Après l'induction de votre choix)
...

"Maintenant que tu es profondément... détendu... je voudrais que tu imagines un moment où tu t'es senti totalement en sécurité... même en présence de l'eau... Peut-être que tu te rappelles une fois où tu étais près de l'eau et que tu te sentais en paix... Peut-être que tu t'es simplement senti à l'aise en observant l'eau... ou en étant proche d'elle sans aucune crainte... Prends le temps de revivre cette expérience... Sens cette sécurité dans ton corps... ce calme dans ton esprit... Et maintenant... imagine-toi emportant ce sentiment de sécurité avec toi la prochaine fois que tu seras en présence d'une étendue d'eau..."

"Imagine-toi près de l'eau... peut-être une piscine... un lac... une rivière... ou même l'océan... Sens comment ce sentiment de sécurité reste avec toi... tout au long de l'expérience... Tu te sens calme... en contrôle... sachant que tu es en sécurité... et que tout va bien se passer..."

"Peut-être que tu remarques les mouvements de l'eau... ses ondulations douces... et pourtant... avec chaque mouvement de l'eau... tu te rappelles que tu es en sécurité... que l'eau est une force naturelle apaisante... qui peut être source de plaisir et de détente... Tu te laisses aller à cette sensation de confiance... te permettant de te détendre... encore plus profondément... en présence de l'eau..."

(Libérer les expériences passées)

"Et même si, un jour, tu as eu une expérience désagréable au bord de l'eau... peut-être même une peur... Saches que cela appartient au passé... Ce moment est entièrement révolu... il n'a plus rien à faire dans le présent... Il peut maintenant... disparaître... se dissoudre... comme des traces de pas dans le sable qui sont doucement effacées par les vagues... Tu vois ces vagues emporter ces anciennes peurs... les dissoudre... jusqu'à ce qu'il ne reste plus rien... laissant place à une plage propre... vierge... prête à accueillir de nouvelles expériences... plus agréables... et apaisantes..."

"Ton inconscient le comprend aussi... il sait que cette ancienne peur n'a plus de raison d'être... qu'elle peut simplement... se dissiper... définitivement... pour laisser place à la tranquillité... et à la confiance... en présence de l'eau."

(Renforcer le sentiment de sécurité)

"Et maintenant... imagine un bouton imaginaire devant toi... Ce bouton contrôle ton niveau de confort... et de sécurité... lorsque tu es près de l'eau... Lorsque tu tournes ce bouton vers la droite... ton confort augmente... ta sécurité intérieure se renforce… et chaque fois que tu te sentiras un peu tendu… tu pourras simplement imaginer tourner ce bouton… augmentant instantanément ton confort… et ta tranquillité… Ce bouton te permet de rester en contrôle… à chaque instant… et tu peux l'utiliser à tout moment… où que tu sois…"

(Se réjouir de la présence de l'eau)

"Pense maintenant à toutes les expériences positives que la présence de l'eau peut t'apporter… Imagine-toi près de l'eau… peut-être en train… de te baigner… de flotter doucement… de sentir l'eau tiède contre ta peau… Sens comme il est agréable d'être soutenu par l'eau… presque comme en apesanteur… Imagine-toi flottant librement… porté par l'eau… totalement à l'aise… en toute sécurité…"

"Parce que l'eau peut être aussi… ludique… amusante… source de plaisir… Imagine les jeux aquatiques… les éclaboussures joyeuses… les rires… Elle peut te permettre de découvrir de magnifiques décors… des fonds sous-marins colorés… où des poissons et des coraux dansent dans une harmonie parfaite… Vois ces animaux superbes qui habitent ces lieux… ces merveilles sous-marines qui s'offrent à toi dans toute leur splendeur…"

"L'eau, c'est aussi la vie et la santé… Imagine-toi en train de pratiquer des sports aquatiques… comme la natation… l'aquagym… ou même le surf… Sens comme ton corps devient plus fort... plus souple... plus énergique... grâce à ces activités... L'eau te soutient... te permet de te déplacer avec fluidité... sans effort... Elle te revitalise... te régénère..."

"Et imagine aussi maintenant les bienfaits des eaux thermales... où l'eau chaude enveloppe délicieusement ton corps... soulage les tensions... apaise les douleurs... Tu sens cette douce chaleur pénétrer chaque muscle... chaque articulation... apportant une profonde détente... un bien-être... total... Et pense aux cures de thalassothérapie... où l'eau de mer... riche en minéraux... revitalise ton corps... et ton esprit... te faisant te sentir plus vivant... plus léger... plus en forme..."

"Chaque goutte d'eau est un symbole de vie... de purification... de renouveau... Et tu es capable de profiter de tout cela... en toute sécurité... en toute tranquillité... en sachant que l'eau est une alliée... une source de bien-être... pour toi..."

(Retour)

"Quand tu seras prêt, tu pourras commencer à revenir doucement à l'instant présent... en emportant avec toi ce sentiment de sécurité et de confiance... Saches que chaque fois que tu seras en présence d'une étendue d'eau, toutes ces ressources seront à ta disposition... Tu peux commencer à bouger doucement tes mains et tes pieds... à reprendre conscience de la pièce autour de toi... et lorsque tu ouvriras les yeux, tu te sentiras pleinement réveillé, détendu, et confiant pour profiter de l'eau en toute sérénité."

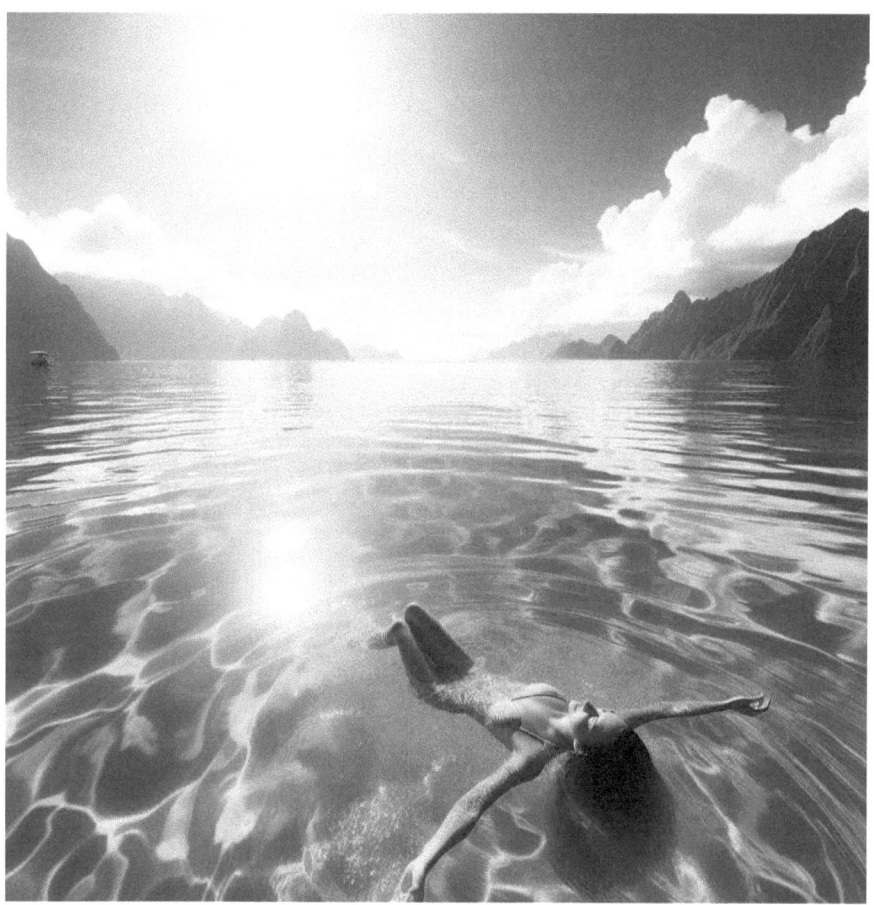

> Peur de l'avion

(Après l'induction de votre choix)
...

"Maintenant que tu es profondément... détendu... je voudrais que tu imagines un moment où tu t'es senti totalement en sécurité... un moment où tu étais... calme... en paix... peut-être même... heureux... Prends le temps de revivre cette expérience...

(Courte pause)

Sens cette sécurité dans ton corps... ce calme dans ton esprit... Et maintenant... imagine-toi emportant ce sentiment de sécurité avec toi... lors de ton prochain vol en avion..."

"Visualise-toi en train de monter à bord de l'avion... Imagine-toi en train de t'installer confortablement dans ton siège... Peut-être as-tu un livre... ou un film que tu aimes... ou peut-être préfères-tu fermer les yeux... et te détendre... Sens comment ce sentiment... de sécurité... reste avec toi... tout au long du vol... Tu te sens calme... en contrôle... sachant que tu es en sécurité... et que tout va bien se passer..."

"Peut-être que tu remarques des sensations de vol... le décollage... des petites turbulences... et pourtant... avec chaque mouvement de l'avion... tu te rappelles que tu es en sécurité... L'équipage est là pour veiller sur toi... et l'avion est conçu pour te protéger... Tu peux te laisses aller... complètement... à cette sensation de confiance... te permettant de te détendre... encore plus profondément..."

(Reconnaître l'irrationalité de la peur)

"Alors maintenant... je voudrais que tu prennes un moment pour considérer cette peur de l'avion... Tu sais, au plus profond de toi, que cette peur est... irréaliste... qu'elle n'est qu'une fabrication de ton esprit... un esprit parfois taquin... qui joue avec des scénarios qui ne sont pas réels... Tu peux aussi te rendre compte que cette peur est peut-être le fruit d'un stress... un stress qui est en réalité né ailleurs... un stress qui n'a rien à voir avec les voyages en avion... Peut-être une ancienne tension qui s'est simplement déplacée ici... Mais ton inconscient, lui, le sait pertinemment..."

"Ton inconscient comprend maintenant... que cette peur n'a pas de fondement réel dans le contexte des voyages en avion... et il est prêt à prendre cela en compte... à le reconnaître... Ton inconscient va désormais communiquer cette prise de conscience à la partie consciente de ton esprit... Chaque fois que tu te trouveras face à cette situation... ton esprit conscient se rappellera que cette peur n'est qu'une illusion... qu'elle n'est pas liée à l'avion... et qu'il est tout à fait possible de voyager en toute sécurité... et tranquillité... et même avec plaisir..."

(Renforcer le sentiment de sécurité)

"Et maintenant... imagine un bouton devant toi... Ce bouton contrôle ton niveau de confort et de sécurité pendant le vol... Lorsque tu tournes ce bouton vers la droite... ton confort augmente... ta sécurité intérieure se renforce... et chaque fois que tu te sentiras un peu tendu... tu pourras simplement imaginer tourner ce bouton vers la droite... pour augmenter ta détente... pour augmenter instantanément ton confort et ta tranquillité... Ce bouton te permet de rester en contrôle... à chaque instant... et tu peux l'utiliser à tout moment... où que tu sois..."

(Se réjouir du voyage)

"Pense maintenant à toutes les expériences positives que ces voyages en avion t'apporteront... Imagine-toi monter à bord de l'avion... accueilli par un personnel souriant et serviable... Des personnes dont la seule mission est de veiller à ton confort... et à ta sécurité... Visualise-toi installé dans un siège confortable... dans une cabine où tout est conçu pour ton bien-être... Le personnel de bord est là pour s'occuper de toi avec professionnalisme... et bienveillance... répondant à tes besoins... avec douceur et efficacité..."

"Ressens... le confort de l'avion... la tranquillité de savoir que tout est pris en charge... Tu peux te détendre... te réjouir de ce voyage... en toute sérénité... Pense à toutes les merveilleuses expériences qui t'attendent à destination... Imagine-toi arrivé à bon port… frais et dispos… prêt à profiter pleinement de ce nouveau lieu… un sourire sur ton visage… satisfait de ce voyage paisible…"

"Chaque vol… est une étape agréable vers de nouvelles découvertes… de nouveaux horizons… et tu es prêt à en profiter pleinement… en sachant que tu es en sécurité… et que tout se passera merveilleusement bien…"

(Retour à l'état ordinaire de conscience)

"Quand tu seras prêt… tu pourras commencer à revenir doucement à l'instant présent… en emportant avec toi ce sentiment de sécurité et de confiance… Saches que chaque fois que tu prendras l'avion, ces puissantes ressources seront à ta disposition… Tu peux prendre maintenant une grande inspiration, commencer à bouger doucement tes mains et tes pieds… tu peux lentement reprendre conscience de la pièce autour de toi… et lorsque tu ouvriras les yeux, tu te sentiras pleinement réveillé, détendu, et confiant pour tes futurs voyages en avion."

Activation des chakras

Voici une séance d'hypnose guidée pour activer et renforcer les 7 chakras, en utilisant leurs représentations, couleurs, noms et localisations.

Ces chakras sont les points du corps où se concentre l'énergie vitale pour se diffuser ensuite dans les sphères physique, émotionnelle et psychologique. Cette séance est conçue pour vous aider à vous connecter à chaque chakra, à les visualiser, et à les harmoniser.

*

(Après l'induction de votre choix)
…

Dans cet état de profonde… détente… visualise maintenant une lumière douce qui descend du ciel… enveloppant ton corps d'une sensation de sécurité… et de confort… Cette lumière est ici pour guider et harmoniser tes centres d'énergie… Laisse cette lumière te préparer à explorer tes chakras… un à un…

(Activation du Chakra Racine)

Concentre-toi maintenant sur la base de ta colonne vertébrale… juste à l'endroit où ton corps est en contact avec le sol ou ta chaise… Visualise une belle lumière rouge… brillante… et réconfortante… à cet endroit… Cette lumière est le chakra racine, Muladhara, symbolisé par un lotus à quatre pétales rouges.

Ressens la connexion à la terre… à la sécurité… à la stabilité… Cette lumière rouge te renforce… et te stabilise… Imagine des racines rouges s'enfoncer profondément dans la terre… te connectant fermement à elle… Tu te sens solide… en sécurité… enraciné dans le présent…

Alors tu peux répéter en toi : "Je suis en sécurité… Je suis ancré… et stable…"

"Je suis en sécurité… Je suis ancré… et stable…"

"Je suis en sécurité… Je suis ancré… et stable…"

(Courte pause)

Inspire la stabilité… et visualise ce rouge vibrant… ce rouge qui s'intensifie à chaque souffle.

Ton chakra racine est maintenant activé… renforcé… et stable…

(Courte pause)

(Activation du Chakra Sacré)

Déplace maintenant ton attention juste sous ton nombril... Imagine maintenant une belle lumière orange... éclatante... qui émane de cet endroit... C'est le chakra sacré, Svadhisthana, représenté par un lotus à six pétales oranges.

Cette belle lumière orange rayonne... de créativité... et de plaisir... Sens la fluidité... et l'harmonie... dans tes émotions... comme une rivière douce qui coule... Elle apporte la joie... la créativité... et une connexion profonde à tes sensations... ressens cette profonde connexion à tes émotions... à ton corps... et à ta vitalité...

Tu peux répéter intérieurement : "Je suis créatif... J'accueille la joie... et la fluidité dans ma vie..."

"Je suis créatif... J'accueille la joie... et la fluidité dans ma vie..."

"Je suis créatif... J'accueille la joie... et la fluidité dans ma vie..."

(Courte pause)

Avec chaque respiration... cette énergie orange s'intensifie... te remplissant de passion... et de créativité...

Visualise cette énergie orange grandir… et s'harmoniser avec le flux naturel de ton corps…

Ton chakra sacré est activé… et plein de vitalité…

(Courte pause)

(Activation du Chakra du Plexus Solaire)

Porte maintenant ton attention sur la zone au-dessus de ton nombril, dans ton plexus solaire…

Visualise à cet endroit une lumière jaune… chaude… et lumineuse… comme le soleil… C'est le chakra du plexus solaire, Manipura, symbolisé par un lotus à dix pétales jaunes.

Sens cette chaleur remplir ton corps de confiance… de pouvoir personnel… et de détermination… C'est ici que résident ta force intérieure… et ta volonté…

Tu es fort… et capable de surmonter tous les défis…

Alors répète intérieurement : "Je suis puissant… Je contrôle ma vie avec confiance…"

"Je suis puissant… Je contrôle ma vie avec confiance…"

"Je suis puissant… Je contrôle ma vie avec confiance…"

(Courte pause)

Avec chaque inspiration... cette lumière jaune brille de plus en plus fort... activant pleinement ton pouvoir personnel... et ton énergie... Ton plexus solaire est activé... te renforçant de l'intérieur...

(Courte pause)

(Activation du Chakra du Cœur)

Déplace maintenant ton attention vers le centre de ta poitrine... là où réside ton chakra du cœur... Imagine une douce lumière verte... brillante... et apaisante... C'est Anahata... le chakra du cœur... symbolisé par un lotus à douze pétales verts...

Cette lumière verte représente l'amour... la compassion... et la guérison...

Ressens l'amour qui circule dans tout ton être...

te connectant à toi-même... et aux autres...

Tu peux répéter en toi-même : "Je suis amour... J'offre et je reçois l'amour inconditionnel..."

"Je suis amour... J'offre et je reçois l'amour inconditionnel..."

"Je suis amour... J'offre et je reçois l'amour inconditionnel..."

(Courte pause)

Avec chaque souffle... cette lumière verte grandit... remplissant ton cœur de paix... de bienveillance... et de compassion... Ton chakra du cœur est activé... rayonnant d'amour... et de guérison...

(Courte pause)

(Activation du Chakra de la Gorge)

Concentre-toi maintenant sur ta gorge... Visualise une lumière bleu clair... pure... et cristalline... C'est le chakra de la gorge.... Vishuddha... représenté par un lotus à seize pétales bleus.

Cette lumière bleu clair te permet d'exprimer ta vérité... avec clarté... et honnêteté... Sens cette énergie te permettre de parler librement... sincèrement... avec authenticité...

Alors répète en toi : "Je m'exprime avec clarté... Ma voix est puissante... et vraie..."

"Je m'exprime avec clarté... Ma voix est puissante... et vraie..."

"Je m'exprime avec clarté... Ma voix est puissante... et vraie..."

(Courte pause)

Inspire cette lumière bleue... qui s'intensifie à chaque respiration... te donnant une voix forte... et confiante...

renforçant ta capacité à communiquer... Ton chakra de la gorge est activé... et harmonisé...

(Courte pause)

(Activation du Chakra du Troisième Œil)

Tu peux maintenant déplacer ton attention vers le point entre tes sourcils... Visualise une belle lumière indigo... profonde... et intense... C'est Ajna... le chakra du troisième œil... symbolisé par un lotus à deux pétales indigo...

Cette lumière indigo est celle de l'intuition... de la sagesse intérieure... et de la clarté mentale... Sens cette lumière ouvrir ta vision intérieure... te permettant de faire confiance à ton intuition... et de percevoir la vérité... au-delà des apparences...

Répète en toi : "Je fais confiance à mon intuition... Mon esprit est clair... et éveillé..."

"Je fais confiance à mon intuition... Mon esprit est clair... et éveillé..."

"Je fais confiance à mon intuition... Mon esprit est clair... et éveillé..."

(Courte pause)

Avec chaque souffle... cette lumière indigo devient plus puissante... renforçant ta clarté mentale... activant ta sagesse intérieure... et ton intuition... Ton chakra du troisième œil est activé... et pleinement éveillé...

(Courte pause)

(Activation du Chakra Couronne)

Enfin... concentre-toi sur le sommet de ta tête... Visualise une lumière violette... rayonnante... et pure... C'est Sahasrara... le chakra couronne... symbolisé par un lotus à mille pétales lumineux...

Cette lumière te connecte à l'univers... à une conscience supérieure... et à une paix profonde... Elle te procure un sentiment profond de paix... et d'harmonie... avec tout ce qui t'entoure... Sens cette énergie divine s'écouler à travers toi... te reliant à tout ce qui est...

Répète alors intérieurement : "Je suis en harmonie avec l'univers... Je suis connecté à la sagesse infinie..."

"Je suis en harmonie avec l'univers... Je suis connecté à la sagesse infinie..."

"Je suis en harmonie avec l'univers... Je suis connecté à la sagesse infinie..."

(Courte pause)

Cette lumière violette s'intensifie... te connectant à ta plus haute dimension spirituelle... Ton chakra couronne est maintenant activé... rayonnant de lumière divine...

(Courte pause)

(Répétition des couleurs et harmonisation)

Visualise maintenant tes chakras comme une colonne de lumière... chaque couleur vibrant dans sa propre énergie... Du bas vers le haut... laisse défiler les couleurs...

Rouge à la base... Muladhara... ton chakra racine...

Orange sous le nombril... Svadhisthana... ton chakra sacré...

Jaune au plexus solaire... Manipura... ton chakra du plexus solaire...

Vert au centre de la poitrine... Anahata... ton chakra du cœur...

Bleu clair à la gorge... Vishuddha... ton chakra de la gorge...

Indigo entre les sourcils... Ajna... ton chakra du troisième œil...

Violet au sommet de ta tête... Sahasrara... ton chakra couronne...

(Courte pause)

Ressens cette montée d'énergie... chaque couleur vibrant en harmonie... te renforçant à chaque passage... Visualise ces couleurs à nouveau... du bas vers le haut... amplifiant l'énergie de chaque chakra...

Rouge... Orange... Jaune... Vert... Bleu... Indigo... Violet...

Respire profondément... Visualise tous tes chakras alignés... et en harmonie... chacun vibrant de sa propre couleur et énergie... interconnectés... et renforcés... Sens l'énergie circuler librement... renforçant ton corps... ton esprit... et ton âme... Tu te sens aligné... revitalisé... et en paix...

(Courte pause)

Quand tu te sens prêt, commence à ramener doucement ton attention à ton corps, à ton souffle. Sens la terre sous toi, sens tes mains, tes pieds.

Prends une grande inspiration, puis, en douceur, ouvre lentement les yeux.

Tu te sens maintenant aligné, revitalisé, et en paix. Tes chakras sont activés et équilibrés, renforçant ton corps, ton esprit et ton âme.

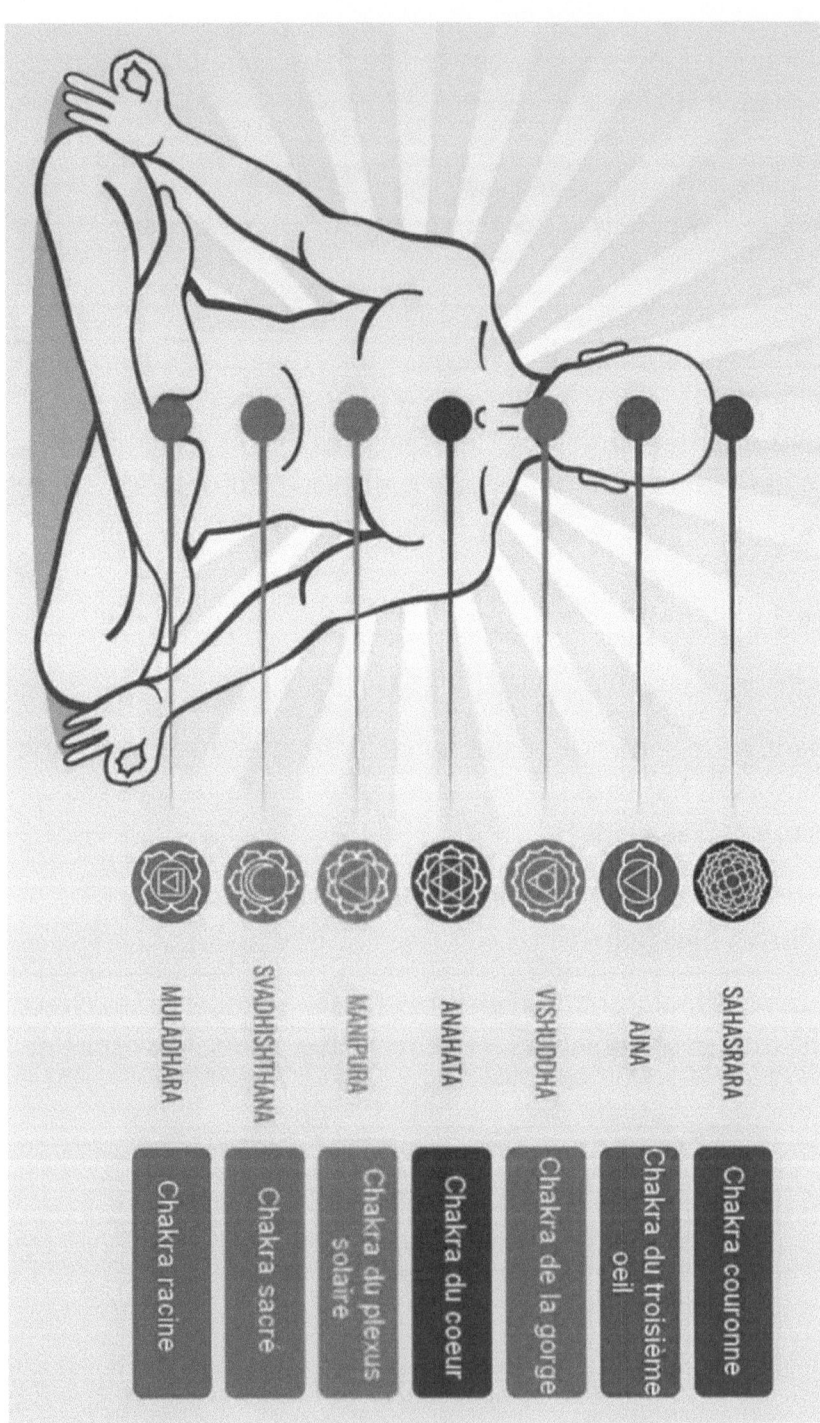

Lever les obstacles inconscients

(Après l'induction de votre choix)
...

Et tandis que vous plongez de plus en plus profondément... dans cet état... de relaxation... vous pouvez découvrir un lieu... un espace intérieur... où vous vous sentez parfaitement... en paix... parfaitement... en sécurité...

C'est un lieu où vous pouvez laisser de côté tous vos soucis... où vous pouvez simplement être vous-même..."

"Alors que vous vous trouvez dans cet espace intérieur de calme... vous pourriez remarquer que chaque mot que j'utilise vous guide encore plus profondément... Comme si vous descendiez doucement... un escalier... chaque marche vous amène à un état de... relaxation... encore plus profond... plus paisible... Et à chaque marche... vous sentez que vous êtes de plus en plus... en contact avec cette partie de vous-même qui sait... qui comprend... qui veut avancer...

Vous arrivez maintenant à un niveau de conscience où vous pouvez entrer en contact avec vos ressources intérieures... celles qui vous soutiennent... et vous guident... Vous pouvez vous sentir parfaitement en sécurité... pour explorer cet espace... et pour découvrir ce qui, peut-être, vous retient encore... ce qui vous empêche d'avancer vers votre objectif..."

(Prise de conscience des obstacles cachés)

"Vous savez... parfois... il y a des choses qui nous empêchent d'avancer... des choses que nous ne percevons même pas consciemment... Ces choses peuvent être enfouies... très profondément... en nous-même... cachées derrière des couches de pensées... d'émotions... de souvenirs... Elles sont comme des ombres dans notre esprit... agissant discrètement pour nous freiner... sans que nous n'en soyons pleinement conscients... Mais même si nous ne les voyons pas... notre inconscient, lui... les connaît très bien... Il sait exactement où ces obstacles se trouvent... et ce qu'ils sont...

Alors maintenant... je vais vous inviter à demander à votre inconscient de révéler... de manière douce et sûre... ces choses cachées... et même si vous ne les identifiez pas clairement à un niveau conscient... cela n'a pas d'importance... Votre inconscient sait ce qu'il doit faire... Permettez-lui... d'expulser ces obstacles... de les dissoudre... de les transformer... Et à la place... imaginez votre inconscient remplir ces espaces vides avec des ressources positives... avec de la lumière inspirante... guérissante... protectrice... et chaleureuse... Ressentez cette lumière qui vous inonde... qui illumine chaque partie de votre être... vous offrant tout ce dont vous avez besoin pour avancer sereinement vers votre objectif..."

(Choisir de se concentrer sur ce qui est aidant)

"Et vous savez bien... il y a une manière très puissante de continuer à avancer vers vos objectifs... c'est de concentrer votre esprit sur ce que vous voulez... sur ce que vous voulez vraiment obtenir... sur ce qui est aidant... et bénéfique... pour vous... Il peut être tentant et facile de ruminer les échecs passés... de se perdre dans les doutes... et les incertitudes... mais cela ne fait que nourrir ces obstacles dont nous venons de parler... Au lieu de cela... imaginez que vous tournez votre regard vers l'avant... vers ce que vous désirez profondément... Imaginez-vous en train de visualiser vos succès futurs... les moments où vous atteignez vos objectifs... les sentiments de satisfaction... et de bonheur intense... ces sentiments merveilleux qui vous envahissent lorsque vous réussissez... En nourrissant ces images positives... en les renforçant chaque jour... vous donnez à votre esprit... et à votre corps... la direction claire à suivre... en laissant derrière vous les vieux schémas de pensées... ces schémas nocifs qui ne vous servent plus..."

(Exploration des obstacles inconscients)

"Dans cet état de relaxation... profonde... je vous invite à vous poser la question... 'Qu'est-ce qui m'empêche vraiment d'avancer vers mon objectif ?'...

Peut-être que des images... des sensations... ou des pensées vont surgir... Peut-être qu'il y a des croyances... des peurs... des doutes... ou simplement des habitudes qui ne vous servent plus... et qui vous inhibent... Et tout cela est parfaitement normal... Vous pouvez simplement observer ce qui émerge... sans jugement... avec curiosité... et bienveillance...

Et maintenant... je vais vous demander d'imaginer que vous êtes un peu comme un jardinier... Un jardinier qui prend soin de son jardin intérieur... Et dans ce jardin... vous voyez peut-être les mauvaises herbes... Ces mauvaises herbes représentent ces obstacles... ces croyances limitantes... ces peurs... Observez-les... sans les juger... Et quand vous êtes prêt... commencez à arracher ces mauvaises herbes... doucement... Vous les enlevez... une par une... sans oublier leurs racines... pour qu'elles ne reviennent plus jamais... en sachant que vous faites de la place pour de nouvelles plantes... des plantes qui vont vous aider à grandir... à avancer..."

(Installation de nouvelles ressources)

"Maintenant... que vous avez fait de la place dans votre jardin intérieur... vous pouvez commencer à planter de nouvelles graines... Ces graines représentent des ressources positives... des croyances aidantes... des capacités qui vous renforcent... et qui vont vous aider à atteindre vos objectifs... Peut-être que vous plantez des graines de confiance en soi... de détermination... de clarté... ou même simplement... de paix intérieure...

Imaginez ces graines grandir... doucement... nourries par l'amour... et l'attention que vous leur portez... Elles grandissent... elles s'enracinent profondément dans votre inconscient... pour s'y épanouir... pour y grandir... Chaque jour qui passe... ces plantes deviennent plus fortes... plus belles... plus robustes... vous apportant l'énergie... la motivation... et la sérénité nécessaires pour surmonter tous les obstacles qui pourraient se présenter à vous...

Et alors que vous continuez à observer votre magnifique jardin intérieur... remarquez la lumière inspirante... guérissante... et protectrice... qui émane de ces plantes... Une lumière chaleureuse... qui vous remplit de l'intérieur... illuminant chaque coin de votre être... dissipant les dernières zones d'ombres qui pourraient subsister... Vous sentez cette lumière vous envelopper... vous guider... vous protéger... Elle est là pour vous soutenir... à chaque instant... dans chaque décision... dans chaque pas vers vos objectifs..."

(Sortie de transe)

"Vous pouvez maintenant prendre un moment pour apprécier tout ce que vous avez accompli... et pour savoir que tout ce travail continue de se faire en vous, même après cette séance, dans les jours et les semaines à venir... Vous pouvez ramener avec vous toutes ces sensations positives, toutes ces ressources que vous avez découvertes...

Et quand vous serez prêt, vous pourrez commencer à revenir doucement à votre état de conscience ordinaire... en sachant que vous pouvez revenir dans cet état de relaxation profonde chaque fois que vous en avez besoin... Prenez une profonde inspiration... et en expirant, vous pouvez bouger doucement vos mains, vos pieds... Et en douceur, à votre rythme, revenez ici et maintenant, en vous sentant rafraîchi, alerte et plein de nouvelles possibilités... Vous pouvez ouvrir les yeux, complètement réveillé, complètement présent."

| Ho'oponopono |

Voici un exemple de script inspiré par les principes du Ho'oponopono, une pratique hawaïenne de réconciliation et de pardon. Ce script fusionne les approches d'hypnose ericksonienne, axées sur la suggestion indirecte et la relaxation profonde, avec les éléments clés du Ho'oponopono: le pardon, la gratitude, l'amour et la guérison.

*

(Après l'induction de votre choix)
…

"Alors que vous continuez à respirer profondément… et calmement… vous pouvez commencer à vous ouvrir à une intention… plus profonde… une intention de guérison… de pardon… Imaginez que devant vous se trouve une lumière douce… une lumière bienveillante… qui semble venir de l'intérieur de vous-même… Elle est là pour vous rappeler que tout est déjà en vous… cette capacité à guérir… à vous pardonner… à pardonner aux autres…

Et en vous connectant à cette lumière… vous allez peut-être commencer à entendre en vous ces quatre phrases simples… simples mais puissantes… issues du Ho'oponopono… Vous n'avez rien à faire d'autre que de les écouter... les ressentir... et les laisser résonner en vous...

Je suis désolé...

Je suis désolé... pour tout ce qui a pu causer de la souffrance... en vous... ou autour de vous... même sans le vouloir, parfois...

"Prenez un moment pour ressentir pleinement la signification de ces mots : « Je suis désolé ».

Ce n'est pas un blâme... ni une condamnation... mais une ouverture... Une reconnaissance que vous êtes humain... que comme nous tous... vous avez pu commettre des erreurs... Et ces erreurs... grandes ou petites... font partie de votre chemin de croissance... En disant, « je suis désolé » ... vous vous permettez de vous libérer du poids de la culpabilité... Vous reconnaissez votre imperfection... et vous l'acceptez..."

Pardonne-moi...

Pardonne-moi parce que nous faisons tous des erreurs... et il est temps de les libérer... de libérer la culpabilité... de vous libérer vous-même...

Laissez résonner en vous les mots « Pardonne-moi » ... Il est temps de demander pardon... non seulement à ceux que vous avez pu blesser... consciemment ou non... mais aussi... à vous-même... Nous sommes souvent plus durs envers nous-mêmes que nous ne le sommes avec les autres... En prononçant ces mots... vous offrez à votre être intérieur la possibilité de se libérer de la culpabilité... des regrets... Vous vous autorisez à lâcher prise... sur tout ce qui ne peut être changé... à accepter que vous avez fait de votre mieux... à chaque instant... avec les connaissances et les ressources dont vous disposiez..."

Merci...

Merci pour tout ce que vous avez appris de ces expériences... Merci à vous-même... et merci aux autres... Merci à la vie de vous donner la possibilité d'évoluer...

"Ressentez maintenant cette gratitude s'installer doucement en vous... « Merci » ... Merci pour les leçons que la vie vous a offertes... même lorsque celles-ci ont été difficiles... Vous pouvez remercier chaque personne... chaque événement... qui vous a aidé à grandir... à comprendre... Parfois... les plus grandes souffrances nous apportent les plus belles leçons... En disant « merci » ... vous vous connectez à la sagesse de l'univers... à la reconnaissance... pour tout ce que vous avez traversé... et appris... Vous remerciez la vie... vous vous remerciez vous-même..."

Je t'aime...

Je t'aime... ces mots qui guérissent... Ces mots qui apportent l'amour... le respect de soi... et le respect des autres... parce que vous méritez cet amour... et que vous le donnez aussi..."

"Ressentez profondément la puissance des mots « Je t'aime » ... Ces mots sont une déclaration d'amour inconditionnel...

d'acceptation complète... « Je t'aime » ne s'adresse pas seulement aux autres... il s'adresse aussi à vous-même... Prenez un moment pour vous offrir cet amour... pour ressentir que vous méritez cet amour... Laissez cet amour circuler en vous... guérir chaque partie de votre être... libérer les blessures passées... créer un espace de paix... et d'acceptation totale... Vous pouvez aussi... dans votre cœur... envoyer cet amour aux personnes qui ont partagé votre chemin... même celles avec qui les relations ont été difficiles... Car l'amour guérit tout..."

(Intégration)

"Vous pouvez maintenant... à votre rythme... répéter doucement ces quatre phrases en vous-même... ou simplement les laisser résonner à l'intérieur... Imaginez que chaque phrase est comme une clé... une clé qui ouvre une nouvelle porte... à l'intérieur de vous... permettant à plus de lumière... d'amour... et de paix de s'installer dans votre cœur...

« Je suis désolé... Pardonne-moi... Merci... Je t'aime... »

"Alors que ces phrases résonnent de plus en plus profondément en vous... ressentez comment elles vous libèrent... Imaginez que la lumière en vous devient de plus en plus brillante... de plus en plus douce... Chaque pardon... chaque merci... chaque « je t'aime » vous fait grandir... vous rend plus léger... plus libre...

« Je suis désolé… Pardonne-moi… Merci… Je t'aime… »

Voyez maintenant cette lumière se diffuser autour de vous… comme si elle touchait toutes les parties de votre être… et même au-delà… Imaginez qu'elle puisse toucher ceux qui ont besoin de pardon… ceux que vous souhaitez pardonner… et même vous-même… Laissez cette lumière faire son travail… tout naturellement…

Vous êtes un être complet… vous êtes en paix avec vous-même… et avec les autres… Et vous pouvez ressentir cette paix qui grandit… de plus en plus… à l'intérieur de vous… tandis que vous continuez à répéter intérieurement : « Je suis désolé, Pardonne-moi, Merci, Je t'aime'… »

(Courte pause et retour)

"Maintenant que vous avez intégré tout ce dont vous avez besoin, il est temps de revenir tranquillement à l'instant présent… Prenez une grande inspiration et, à chaque respiration, revenez progressivement à la surface de votre conscience habituelle… tout en gardant avec vous cette sensation de calme, de paix et de légèreté…

À votre rythme, quand vous serez prêt, vous pourrez commencer à bouger doucement vos mains, vos pieds… et quand vous êtes prêt, vous pouvez ouvrir lentement les yeux, en ramenant avec vous tout ce que vous avez appris... Vous vous sentez calme, clair et apaisé... rempli de gratitude et d'amour pour vous-même et pour le monde qui vous entoure."

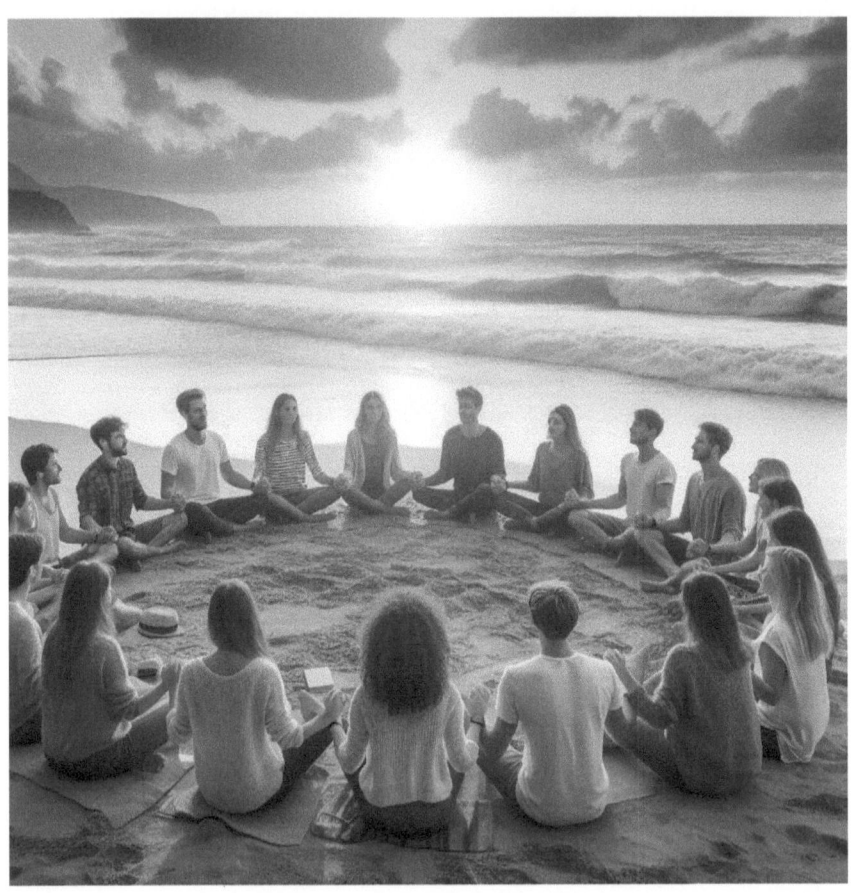

Hypnose profonde, état Esdaile

L'état « Esdaile » est un état souvent considéré comme une forme de transe hypnotique particulièrement profonde. Découvert par le chirurgien écossais James Esdaile au XIXe siècle, cet état est également appelé "coma hypnotique". Contrairement à son nom, la personne n'est pas inconsciente, mais elle atteint un niveau de relaxation et de dissociation si élevé qu'elle semble être totalement déconnectée de son environnement.

Ces spécificités font que cet état particulier est parfois utilisé lors de procédures médicales ou d'expériences spirituelles.

Notez qu'il n'est pas atteint par tout le monde facilement, et il nécessite une certaine expérience dans l'hypnose, aussi bien pour l'hypnotiseur que pour l'hypnotisé.

*

(Induction : relaxation progressive)

« Nous allons maintenant commencer une expérience de relaxation très profonde… qui va vous emmener dans un état… de calme… et de paix absolue… Vous n'avez rien à faire… sauf écouter ma voix… et vous laisser… glisser… dans cette sensation… de tranquillité… Tout ce qui compte maintenant… c'est votre confort… et votre bien-être… »

(Concentration sur la respiration)

« Commençons par quelque chose de simple... Concentrez-vous sur votre respiration... Prenez une lente et profonde inspiration... et relâchez doucement... en expirant. »

« À chaque inspiration... vous invitez... la détente... dans tout votre corps... À chaque expiration... vous relâchez toutes les tensions... Inspirez profondément... et expirez lentement... Sentez chaque souffle vous apaiser... de plus en plus... et de mieux en mieux...»

« Plus vous vous concentrez sur votre respiration... plus vous sentez votre corps... devenir calme... détendu... Laissez chaque souffle vous emmener un peu plus loin... dans un délicieux état... de relaxation... »

(Relaxation physique guidée)

« Maintenant... nous allons détendre... chaque partie du corps... une à une... Je veux que vous dirigiez votre attention sur les pieds... Sentez-les devenir lourds... détendus... Comme si une chaleur douce les enveloppait... vous détendant... de plus en plus... »

« Cette sensation... de chaleur... et de lourdeur... monte dans les chevilles... puis dans les mollets... les jambes deviennent...

de plus en plus lourdes... tellement détendues... que vous n'avez déjà plus envie de les bouger... »

« Puis... cette relaxation... douce... se propage dans les genoux... les cuisses... jusqu'aux hanches... Tout le bas du corps devient... complètement détendu... lourd... très lourd... d'une lourdeur... agréable... confortable... »

« Maintenant... portez votre attention sur le ventre... Sentez-le... se détendre... avec chaque respiration... Le torse devient... de plus en plus... calme... les épaules... se relâchent... et tout le torse est... totalement... dé-ten-du... »

« Détente... qui continue de se diffuser dans les bras... les avant-bras... jusqu'au bout des doigts... Les mains sont complètement relâchées... libérés... toutes les tensions disparaissent... »

« Enfin... sentez cette vague... de relaxation... monter dans le cou... la mâchoire... se relâche... Le visage... se détend... et les paupières deviennent... lourdes... très lourdes... de plus en plus... lourdes... le visage est complètement lisse... relâché... Vous vous sentez tellement... calme... tellement détendu... »

(Premier approfondissement)

« Nous allons approfondir... encore plus... cet état de... relaxation... Délicieuse... Je vais décompter de 10 à 1... et à chaque chiffre... vous allez descendre... encore plus profondément... dans cet état... de calme.... À chaque chiffre... imaginez que vous descendez une marche... vers un lieu de paix... encore plus profond... encore plus... relaxant... »

« 10... Vous commencez à descendre... lentement... dans cet état de... relaxation totale... »

« 9... Tout devient... de plus en plus... calme... autour de vous... Vous descendez... encore... encore plus... »

« 8... Tous les muscles sont de plus en plus... détendus... parfaitement... relâchés... Vous vous enfoncez... dans ce confort apaisant... »

« 7... Vous vous laissez aller... complètement... Il n'y a rien d'autre à faire... que de vous détendre... encore plus... »

« 6... Vous descendez... encore plus profondément... comme si vous glissiez... agréablement... dans un lieu de calme... de calme parfait... »

« 5... Plus rien ne vous atteint... plus rien ne vous dérange... Tout devient parfaitement... calme... silencieux... agréable... »

« 4... Vous êtes presque... complètement déconnecté... déconnecté du monde extérieur... Comme si tout disparaissait... doucement... »

« 3... Vous descendez toujours plus profondément... dans ce délicieux état... de calme... absolu... »

« 2... Vous êtes maintenant très... très profondément... détendu... tellement détendu... que plus rien ne peut vous perturber... »

« 1... Vous êtes maintenant loin de tout... dans un état de... relaxation profonde... complètement calme... tranquille... »

(Deuxième approfondissement)

« Et vous pouvez imaginer maintenant... que vous êtes devant... un ascenseur... Les portes s'ouvrent... et à l'intérieur... il fait chaud... c'est très... confortable... Vous entrez dans cet ascenseur... et les portes se ferment doucement... Vous êtes en sécurité à l'intérieur... Cet ascenseur va vous emmener encore plus profondément... dans un état de relaxation totale... inédit... et délicieux... »

« Je vais maintenant décompter de 10 à 1... et à chaque chiffre... cet ascenseur descendra un peu plus bas... vous emmenant plus profondément... dans un état de paix... et de détente... »

« 10... L'ascenseur commence à descendre... doucement... Vous sentez comme le corps devient encore de plus en plus lourd... engourdi... relâché... »

« 9... Chaque mètre que vous descendez, vous emmène plus profondément... dans la détente... »

« 8... Plus rien ne vous affecte... vous êtes dans cet ascenseur de paix... descendant lentement... encore deux fois plus... détendu... »

« 7... Vous vous sentez incroyablement bien... tellement... calme... »

« 6... Plus profondément... toujours plus profondément... »

« 5... Plus rien ne peut vous déranger... vous continuez de descendre... encore deux fois plus... détendu... »

« 4... Vous êtes totalement... déconnecté du quotidien... le monde extérieur devient... flou... lointain... »

« 3... Vous êtes dans un état de... relaxation extrême... en train de flotter... dans ce calme... total... »

« 2... Il ne reste plus qu'une toute petite distance avant d'atteindre l'endroit le plus profond... la détente la plus profonde... »

« 1... Vous êtes maintenant au plus bas... dans un état de paix absolue... où plus rien d'autre n'existe pour vous... »

(Déconnexion Totale)

« Vous êtes maintenant dans un état tellement profond... que tout le corps devient... lourd... immobile... Comme si chaque partie de vous-même disparaissait... lentement... vous ne ressentez plus le besoin de bouger... ou d'interagir... »

« À partir de maintenant… vous n'avez plus besoin de répondre… à quoi que ce soit… Vous pouvez simplement vous laisser flotter… dans ce bien-être profond… Plus rien ne vous affecte… vous vous sentez totalement en sécurité… dans cet état de paix… et de tranquillité absolue… »

« Tout le corps est complètement… relâché… comme s'il flottait dans un océan de calme… »

« Toute tension s'est évaporée… Vous êtes tellement détendu… que vous ne ressentez plus rien… à part ce sentiment de paix infinie… »

(Anesthésie sensorielle)

« À mesure que vous descendez encore plus profondément… le corps devient complètement insensible… Plus vous vous enfoncez dans cet état de détente absolue… moins vous ressentez de sensations physiques… »

« Imaginez maintenant que tout autour de vous disparaît doucement… Le bruit… les sensations corporelles… tout ce qui vous entoure s'efface… lentement… Vous n'êtes plus qu'un esprit… flottant dans un espace de calme… et de tranquillité… absolue… »

« Il n'y a plus de sons... plus de mouvements... Vous êtes complètement déconnecté... déconnecté de tout... Uniquement en paix... flottant dans cet espace infini de sérénité. »

« Plus vous laissez cette sensation de paix vous envelopper... plus vous allez profondément... tellement profondément... que tout ce qui se passe autour de vous n'a plus d'importance... »

(Isolation complète)

« Maintenant... vous êtes tellement profondément détendu... que rien... absolument rien... ne peut vous déranger... Vous êtes dans un état où rien n'a plus d'importance... »

« Le monde extérieur n'existe plus pour vous en cet instant... Vous êtes totalement déconnecté... déconnecté de tout ce qui se passe autour de vous... plongé dans une bulle de... calme parfait...

et de total bien-être... »

« Rien ne peut vous déranger... rien ne vous affecte... Vous êtes juste là... en paix... dans un état de tranquillité profonde... et absolue... »

« Aucun besoin de bouger... de parler... ou même de penser... Tout ce que vous ressentez... c'est ce calme infini. »

(Renforcement de l'état Esdaile)

« Vous êtes maintenant dans l'état Esdaile… Un état où votre esprit est totalement calme… complètement détaché du monde extérieur… Vous n'avez plus aucune volonté de bouger… ou de réagir… Vous êtes parfaitement bien… parfaitement détendu… rien ne peut vous troubler… Vous n'avez besoin de rien faire… seulement profiter… de cette tranquillité… totale… Vous êtes profondément en paix… »

« Profitez de cet état… de relaxation profonde… Vous pouvez rester ici aussi longtemps que vous le souhaitez… À chaque respiration… vous vous enfoncez encore plus profondément… dans ce bien-être total… cet état de paix infinie… »

« Vous pouvez rester dans cet état aussi longtemps que vous le souhaitez… complètement détendu… complètement en paix… Rien ne vous dérange… Vous êtes dans un lieu de… calme absolu… »

(Pause de quelques minutes)

(Retour en douceur)

« Maintenant, vous allez progressivement revenir à la surface, en ramenant avec vous ces sentiments de calme et de bien-être. »

« Je vais compter de 1 à 5, et quand j'atteindrai 5, vous serez pleinement réveillé, détendu et en pleine forme, ramenant avec vous toute cette paix et cette énergie positive. »

« 1... Commencez à reprendre doucement contact avec votre environnement... »

« 2... Vous revenez lentement... »

« 3... Votre corps commence à se réveiller, doucement... »

« 4... Prenez une grande inspiration, sentez-vous plein d'énergie... »

« 5... Maintenant, en douceur, ouvrez les yeux, vous êtes complètement éveillé et en pleine forme. »

| Manger ses émotions |

(Après l'induction de votre choix)
…

Maintenant… tu te sens totalement détendu… ton corps est calme… ton esprit est… tranquille… Continue de respirer lentement… et profondément… Avec chaque respiration… tu vas plus profondément dans cet état… de calme… et de relaxation…"

"Tu es ici parce que tu souhaites reprendre le contrôle de ta relation avec la nourriture… parce que tu sais que parfois… tu manges non pas par faim physique… mais en réponse à des émotions… comme l'angoisse… la colère… l'ennui… la frustration… la fatigue… ou la solitude… Tu sais que ces émotions sont normales… qu'elles font partie de la vie… mais il est possible de les gérer différemment… sans avoir recours à de la nourriture inutile…

Maintenant… Imagine une situation où tu te sens envahi par une de ces émotions… Peut-être que c'est l'ennui qui t'envahit… ou la colère… ou peut-être que c'est la fatigue… après une longue journée… Vois cette émotion… ressens-la dans ton corps… Mais au lieu de te tourner vers la nourriture… tu choisis une autre voie… Une voie plus saine… et plus bienveillante… envers toi-même…

Visualise-toi face à cette émotion... mais au lieu de te jeter sur la nourriture... tu t'arrêtes... Tu respires profondément... et tu te demandes... « Ai-je vraiment faim ? » ... Si la réponse est non... tu comprends que la nourriture ne comblera pas ce vide... Alors tu choisis de libérer cette émotion autrement...

Et parfois... il peut arriver que tu aies déjà mangé suffisamment... que ton corps ait envoyé tous les signaux de satiété... Tu sais que tu es déjà satisfait... mais il peut être tentant de continuer à manger... simplement par habitude... ou par gourmandise... À ce moment-là... tu apprends à dire non... tout simplement NON... Imagine-toi en pleine possession de tes moyens... pleinement conscient de ce que ton corps te dit... Tu reconnais ces signaux de satiété... et tu les écoutes... Tu te dis calmement : « Non, je n'ai plus besoin de manger... mon corps est rassasié... » Et tu te sens bien de cette décision... satisfait d'avoir écouté ton corps... car tu sais que tu fais ce qui est bon... bon pour toi..."

(Chapitre aversif)

"Maintenant... j'aimerais que tu imagines ce qui se passe lorsque tu ignores ces signaux... lorsque tu continues de manger malgré la satiété... Visualise-toi mangeant encore et encore... sans écouter ton corps... Visualise la conséquence de ces choix répétés sur ton corps... et sur ta santé...

Tu sens ton corps devenir plus lourd... les kilos s'accumulent... Ton ventre se gonfle... tes vêtements deviennent trop serrés...

Chaque bouchée supplémentaire que tu prends pèse sur ton corps... le rendant plus lent... plus difficile à bouger... Déformé... Oui, ton corps commence à se déformer... Peut-être vois-tu des zones de graisse s'accumuler autour de ton ventre... de tes hanches... de tes bras... c'est lourd... c'est laid... Ces kilos de trop pèsent non seulement sur ton apparence... mais aussi sur ta santé...

Imagine aussi les effets internes de cette suralimentation... Ton cœur... cet organe si important... commence à travailler plus dur... Il bat plus vite... il se fatigue... Les graisses s'accumulent autour de tes organes... dans tes artères... Tu te sens plus essoufflé... chaque mouvement devient plus difficile... Monter les escaliers... marcher... faire les tâches quotidiennes devient un effort... Tu te sens plus fatigué... plus épuisé... car ton corps est alourdi par chaque excès...

Et à long terme... cette suralimentation peut mener à des maladies graves... Le risque de développer des maladies cardiaques augmente... Imagine ton cœur affaibli... les artères obstruées par des dépôts de graisse... Imagine-toi faire face à des problèmes de santé... comme l'hypertension... le diabète... des douleurs articulaires... simplement à cause de la nourriture excessive que tu as consommée... sans en avoir réellement besoin... Visualise-toi dans cette situation...

(Courte pause)

Mais maintenant... prends conscience que tu as le pouvoir de l'éviter... À chaque moment... tu as le choix... Chaque fois que tu ressens ces signaux de satiété... chaque fois que tu ressens l'envie de manger sans faim... tu te souviendras de ces images... Tu sais que continuer à trop manger te rapproche de ces conséquences terribles... Mais tu as le pouvoir de dire non... de te protéger... de choisir la santé... la vitalité... et un corps léger et en forme..."

(Renforcement positif)

"À partir de maintenant... chaque fois que tu ressentiras une émotion négative comme l'angoisse... la fatigue... la colère... l'ennui... la frustration... ou la solitude... tu te souviendras que tu as le pouvoir de choisir... choisir de dire STOP... Tu as le pouvoir de t'arrêter un instant... de respirer profondément... et de te demander si tu as vraiment faim...

Tu es également capable de reconnaître lorsque ton corps est déjà rassasié... Lorsque les signaux de satiété sont présents... tu prends la décision consciente de ne plus manger d'aliments inutiles... Tu apprends à dire non à la nourriture superflue... avec confiance... sérénité et bienveillance envers toi-même...

Tu es fort... tu es capable... et tu es en train de changer tes mauvaises habitudes pour ton bien-être... Chaque jour... c'est de plus en plus facile pour toi de gérer tes émotions d'une manière plus saine… plus bienveillante… plus respectueuse de ton corps et de ton esprit…

(Courte pause)

À chaque fois que tu seras face à ces émotions… ou lorsque tu sentiras que tu as mangé suffisamment… tu seras capable de les reconnaître… de les accepter… et de les relâcher sans te tourner vers la nourriture… Tu te sens fier de toi… car tu sais que tu fais ce qui est bon pour toi…"

(Courte pause et retour)

"Maintenant, je vais compter de 1 à 5, et à chaque chiffre, tu te sentiras de plus en plus éveillé, alerte et en pleine forme. Quand j'arriverai à 5, tu ouvriras les yeux, en te sentant frais et revitalisé, avec un profond sentiment de calme et de contrôle.

1… Commence à revenir doucement dans l'instant présent.

2… Ton corps devient de plus en plus éveillé.

3… Respire profondément, tu te sens plus léger et plus conscient.

4… Sens ton énergie revenir dans chaque partie de ton corps.

5... Ouvre les yeux, complètement éveillé et en paix, prêt à faire face à tes émotions et à tes envies avec une nouvelle force et un nouveau calme."

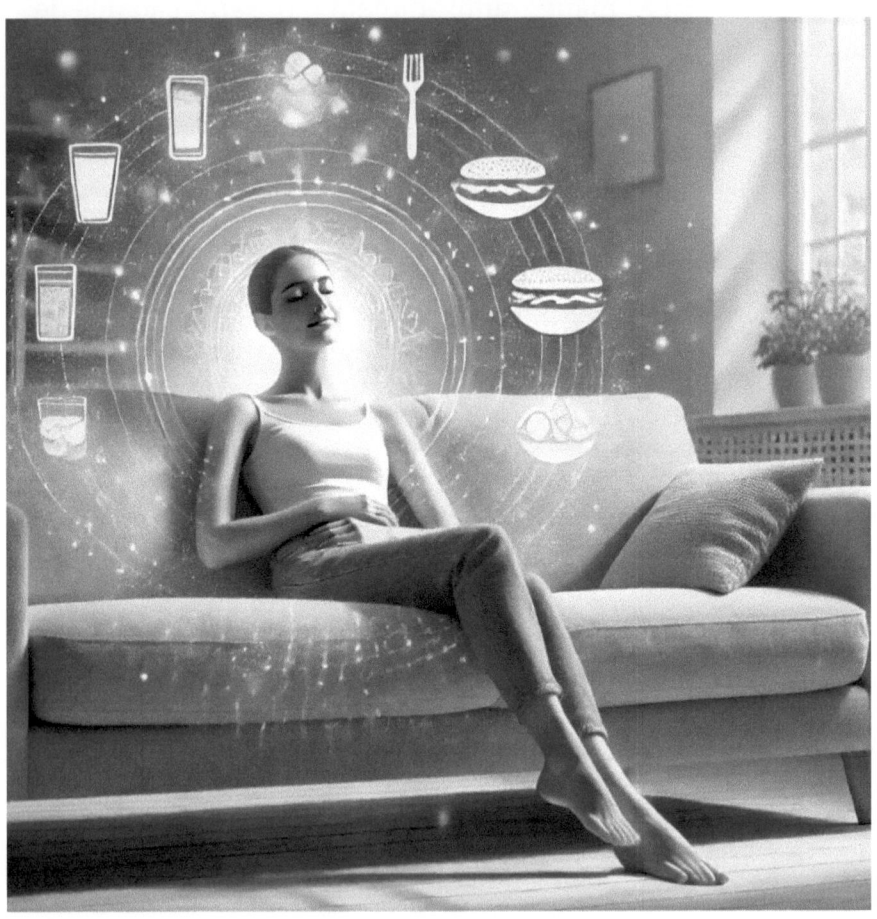

Perte de libido

(Après l'induction de votre choix)
…

Tandis que tu plonges plus profondément dans cet état… de tranquillité… imagine que tu te trouves dans un endroit paisible… Ce lieu est peut-être un endroit réel que tu connais bien… ou peut-être un lieu imaginaire que ton esprit crée en ce moment…

C'est un lieu où tu te sens en sécurité… calme… et détendu… Un lieu où tu peux te reconnecter avec toi-même… avec ton corps… ton esprit… et ton énergie intérieure… Ressens la sérénité de cet endroit… qui te permet de t'ouvrir à cette expérience d'exploration intérieure…

(Première métaphore : le jardin oublié)

Imagine maintenant que tu te tiens dans un jardin… Ce jardin a autrefois été magnifique… éclatant de vie… avec des fleurs de toutes les couleurs… des arbres majestueux… et des ruisseaux qui coulaient librement…

Mais avec le temps… ce jardin a été un peu négligé… certaines plantes se sont flétries… les ruisseaux sont devenus plus calmes... presque asséchés... Pourtant... sous la surface... la vie continue de circuler... Le potentiel est toujours là... caché...

Attendant simplement d'être révélé à nouveau...

Et toi... tu es là pour prendre soin de ce jardin... Pour le redécouvrir... Pas-à-pas... tu observes chaque coin... chaque plante... Tu prends le temps d'arroser... de dégager les chemins... d'ouvrir les passages bloqués... doucement... patiemment... sans te presser... Et à mesure que tu t'occupes de ce jardin... tu remarques que les plantes se redressent... les fleurs s'épanouissent à nouveau... les ruisseaux... recommencent à couler...

Comme ce jardin... ton corps... et ton esprit... ont peut-être besoin d'un peu de soin... d'attention... et à ton rythme... tu peux commencer à... libérer ce qui est bloqué... réactiver cette énergie qui circule en toi... cette énergie naturelle... qui fait partie intégrante de toi...

Et plus tu prends soin de ce jardin... plus tu remarques que les couleurs reviennent... que la vie est à nouveau présente... Peut-être que tu ressens cette énergie circuler... doucement... sans effort... tout comme l'eau qui reprend son cours dans les ruisseaux... Tu n'as pas besoin de forcer quoi que ce soit... simplement de permettre à ce processus de se dérouler naturellement... comme il est censé le faire...

(Seconde métaphore : le fleuve et la transformation)

Et comme pour tous les ruisseaux… l'énergie de cette eau va retrouver le fleuve… Imagine un grand fleuve… Un fleuve puissant… qui traverse différentes terres… apportant vie… et fertilité partout où il passe… Parfois… ce fleuve rencontre des obstacles… des rochers… des barrages… et son cours peut être ralenti… Mais le fleuve ne cesse jamais de couler… Il trouve toujours un chemin…

Il peut s'adapter… changer de direction… parfois même former de nouvelles voies… Mais l'eau continue de circuler… toujours… nourrissant tout sur son passage… Et tout comme ce fleuve… ton énergie… ta vitalité sexuelle… fait partie de toi… Elle peut rencontrer des obstacles… des moments de ralentissement… mais elle ne disparaît jamais complètement… Il s'agit simplement de laisser cette énergie trouver son chemin… son flux naturel…

Imagine que tu te tiens au bord de ce fleuve… Tu observes comment l'eau coule… paisiblement mais avec force… Et tu réalises que cette énergie en toi peut couler tout aussi librement… Laisse-toi porter par cette image… et ressens à quel point cette énergie est toujours présente… vivante… prête à circuler à nouveau… sans effort… naturellement…

(Suggestions de renouveau et de redécouverte)

Peut-être que tu commences déjà à sentir cette énergie qui remonte doucement à la surface… Comme le fleuve qui reprend sa route… comme le jardin qui s'épanouit à nouveau… Cette énergie est là… partout en toi… et tu peux choisir de la redécouvrir… à ton propre rythme… Elle circule déjà… et elle apportera avec elle de nouvelles sensations… de nouveaux désirs… tout cela à un moment qui te conviendra…

Tu n'as rien à faire… simplement te permettre de retrouver cette connexion avec toi-même… Avec cette vitalité qui coule naturellement en toi… et qui t'offre la possibilité de te redécouvrir… de retrouver ce plaisir… cette curiosité… et cette capacité à ressentir pleinement chaque moment.

(Courte pause, puis retour)

Et maintenant, je vais te demander de commencer à revenir doucement à l'instant présent… À ton rythme… à chaque respiration, tu reviens un peu plus ici et maintenant… emportant avec toi ce sentiment de redécouverte, de sérénité, et de connexion avec ton corps et ton esprit…

Quand tu seras prêt, tu pourras bouger doucement… t'étirer… et à ton rythme, ouvrir les yeux, en te sentant rafraîchi, plein de vitalité, et prêt à vivre chaque moment avec une nouvelle énergie.

Problème d'érection

Voici un script conçu pour aider à traiter les problèmes d'érection. Il se concentre sur la réduction de l'anxiété, la confiance en soi, la reconnexion avec le corps, et le lâcher-prise.

N'hésitez pas à consulter un médecin si le problème persiste.

*

(Après l'induction de votre choix)
…

Pendant que tu continues à te détendre… je vais te guider vers un espace à l'intérieur de toi-même… un endroit où tout est possible… où ton corps sait exactement comment se reconnecter à ses capacités naturelles… où tout est en harmonie… Imagine maintenant que tu entres dans un espace sûr… et calme… un lieu où tu te sens parfaitement bien…

C'est un endroit où tu peux… te détendre… complètement… où tu te reconnectes à cette partie de toi qui sait déjà comment retrouver sa force… sa vitalité… et son équilibre… Il n'y a rien à faire… Juste permettre à ton corps… et ton esprit de se retrouver… et de s'accorder… naturellement…

(Première métaphore : la machine complexe et l'équilibre)

Tu sais déjà que ton corps est comme une machine incroyablement complexe... une machine qui a fonctionné parfaitement pendant des années... Et parfois... il arrive qu'un petit dysfonctionnement se produise... une pièce se dérègle légèrement... ou une connexion devient un peu moins fluide...

Mais ce qu'il y a de merveilleux... c'est que cette machine sait comment se réparer... Tu n'as pas besoin de savoir exactement comment cela se passe... Car ton inconscient sait déjà comment réajuster chaque partie... comment rétablir les flux naturels... entre les différentes parties de cette machine... Comment reconnecter chaque circuit... pour que tout fonctionne de manière harmonieuse...

Alors maintenant... ton esprit inconscient peut commencer ce travail de réajustement... Il prend le temps d'ajuster tout ce qui doit être ajusté... corrige tout ce qui doit être corrigé... pour retrouver confort... santé... et bien-être... Peut-être que tu peux même sentir cette sensation de rééquilibrage... ce moment où les choses se remettent en place... sans effort... juste naturellement... et progressivement... tout se remet à fonctionner comme avant... en douceur... efficacement...

(Courte pause)

Comme cette machine... ton corps sait comment se rééquilibrer... Il sait comment se reconnecter à ses fonctions naturelles... celles qui t'ont toujours permis de ressentir du plaisir... de l'excitation... et de la force... Et alors que... tu te détends davantage... tu réalises que ton corps sait parfaitement comment faire ce qu'il a besoin de faire... sans que tu aies à y penser...

Ton esprit conscient peut... se reposer... tandis que ton inconscient rétablit tous les circuits nécessaires pour retrouver cette harmonie... cette capacité naturelle de répondre aux sensations de plaisir... d'entrer dans cet état de fluidité... d'érection... naturellement... sans effort...

(Seconde métaphore : le courant et le lâcher-prise)

Maintenant... je vais te raconter une autre histoire... Imagine un fleuve... un grand fleuve qui coule paisiblement... Ce fleuve est parfois entravé par des obstacles... des rochers... des branches... mais d'une manière ou d'une autre... l'eau trouve toujours son chemin... Elle contourne les obstacles... passe par-dessus... ou les emporte au fil du temps...

Tout comme ce fleuve... ton corps est conçu pour suivre le flux naturel de la vie... des désirs... des sensations... Et parfois... des obstacles peuvent ralentir ce flux... Peut-être des pensées... des peurs... des doutes... mais tout comme le fleuve... cette énergie sait toujours comment revenir à son cours naturel...

Et tandis que tu imagines ce fleuve... puissant... tu peux laisser ces obstacles se dissoudre... Laisse l'eau s'écouler librement... De plus en plus facilement... Plus tu relâches le contrôle... plus l'eau trouve son chemin... tout comme ton corps... qui retrouve son propre rythme... son propre flux... un flux naturel... de plaisir... et d'excitation...

(Courte pause)

(Acceptation et confiance)

Maintenant... je vais te demander de porter ton attention sur cette idée... de lâcher-prise... Tu n'as rien à forcer... car tout en toi sait comment se rééquilibrer... comment retrouver sa force... Plus tu relâches... plus tu permets à ton corps de faire ce qu'il sait déjà faire... Laisse-toi simplement aller... dans cette confiance... dans cette certitude que ton corps sait comment répondre... comment retrouver cette fluidité... cette excitation... cet état naturel d'érection...

Et à chaque fois que tu te trouves dans une situation intime... souviens-toi que ton corps sait ce qu'il a à faire... qu'il n'y a rien à forcer... juste à permettre à ce flux de suivre son cours... Comme le fleuve qui coule librement... ton corps retrouve son chemin... naturellement... facilement... sans effort...

(Courte pause)

(Renforcement positif)

À partir de maintenant… à chaque fois que tu te retrouves dans une situation où tu souhaites avoir une érection… tu remarqueras que ton corps répond de manière plus naturelle… Tu ressentiras plus de confiance… plus de facilité… Tout se déroulera avec fluidité… à ton propre rythme…

Plus tu te laisses aller à ces sensations… plus ton corps réagit en harmonie avec tes désirs… Et chaque fois que tu te reconnectes à cette énergie… tu la sens devenir plus forte… plus présente… Plus tu te fais confiance… plus ton corps te montre sa capacité à fonctionner parfaitement…

(Courte pause et retour progressif)

Et maintenant que ton esprit et ton corps ont retrouvé cet équilibre… je vais te demander de commencer à revenir doucement ici et maintenant… À ton rythme… à chaque respiration, tu reviens un peu plus… en te sentant léger, confiant, et plein d'énergie… Quand tu te sentiras prêt, tu pourras bouger doucement… ouvrir les yeux… en rapportant avec toi cette sensation de force, de vitalité et de confiance retrouvée.

Vaginisme

Le vaginisme est une condition où les muscles du plancher pelvien se contractent involontairement, rendant les rapports sexuels douloureux ou difficiles. L'hypnose Ericksonienne peut aider en travaillant sur la détente, la réduction de l'anxiété, et la reconnexion positive avec le corps.

*

(Après l'induction de votre choix)
...

Maintenant, que tu es dans cet état de détente profonde... imagine un endroit où tu te sens parfaitement bien... parfaitement en sécurité... Peut-être est-ce un lieu que tu connais... ou un endroit que ton esprit crée en ce moment... C'est un endroit où tu peux te reconnecter pleinement à toi-même... à ton corps... à tes sensations...

Cet endroit est rempli... de calme... de douceur... Tu te sens parfaitement bien ici... Chaque détail de cet endroit contribue à cette sensation de bien-être... et de sécurité... Il n'y a rien d'autre à faire que de profiter de ce moment... de cet espace de bien-être où tu peux explorer tes sensations... en toute sérénité...

(Première métaphore : la porte fermée et la clé de la détente)

Imagine maintenant, dans cet endroit, une porte devant toi… Cette porte symbolise une partie de toi… une partie de ton corps qui a été peut-être fermée… ou bloquée pendant un certain temps… Il y a peut-être eu des moments où cette porte était difficile à ouvrir… ou peut-être qu'elle est restée fermée… malgré tes efforts…

Mais ce qu'il faut savoir… c'est que cette porte n'a pas été fermée pour toujours… Elle a simplement besoin de douceur… d'attention… Il existe une clé spéciale… une clé que toi seule peux utiliser… et cette clé… c'est la détente… l'acceptation… Plus tu relâches la tension… plus tu permets à cette porte de s'ouvrir en douceur… pas à pas… sans forcer…

Imagine maintenant que tu tiens cette clé… et à ton rythme… tu la tournes doucement dans la serrure… Et tu sens cette porte commencer à s'ouvrir… lentement… tranquillement… sans effort… Cette porte symbolise ton corps… qui se détend… qui s'ouvre doucement aux sensations agréables… aux nouvelles expériences… sans douleur… Tu n'as rien à forcer… juste permettre à ton corps de s'ouvrir en toute sécurité… dans la douceur… et le confort…

Comme cette porte, ton corps sait s'ouvrir… doucement… il sait comment relâcher la tension… Et plus tu te détends… plus il devient facile de ressentir cette ouverture naturelle… cette fluidité... Chaque fois que tu es en situation d'intimité... tu peux retrouver cette sensation... de douceur... de détente... Chaque souffle te permet de relâcher un peu plus... de te sentir à l'aise dans ton propre corps... d'accueillir le plaisir... sans aucune résistance...

Il n'y a rien à forcer... juste à permettre à ton corps de s'ouvrir... comme cette porte... dans la sérénité... et la sécurité...

(Courte pause)

(Seconde métaphore : la fleur qui s'épanouit)

Et maintenant... Tu peux aussi imaginer une belle fleur... une fleur qui est fermée pour l'instant... mais prête à s'épanouir... Cette fleur représente ton corps... ta féminité... Cette fleur a besoin de douceur... de chaleur... et de temps... pour s'ouvrir pleinement... Pour s'épanouir... Et comme toute chose dans la nature... elle s'ouvre... au bon moment... sans effort... naturellement...

Imagine que cette fleur commence à s'ouvrir... ses pétales se déploient délicatement... une à une... Chaque pétale qui s'ouvre représente une partie de ton corps... qui se détend... qui se libère... La fleur s'épanouit... complètement... avec confiance... et sérénité... Tout comme ton corps... qui s'ouvre à l'expérience… qui se détend complètement… permettant à la fluidité de revenir… sans douleur… avec douceur… et plaisir…

(Reconnexion positive)

À partir de maintenant… tu peux te reconnecter à ton corps d'une nouvelle manière… Chaque fois que tu te trouves dans une situation d'intimité… tu te souviendras de cette fleur qui s'épanouit en douceur… de cette porte qui s'ouvre avec facilité… Et tu te rappelleras que ton corps sait comment se détendre… comment s'ouvrir naturellement… sans résistance…

Tu te souviendras que ton corps est capable d'accueillir le plaisir… sans peur… sans douleur… simplement avec confiance… et fluidité… Et à chaque fois que tu penseras à cette fleur… ou à cette porte… tu ressentiras cette sensation de relâchement… de confort… et de sécurité… Te permettant d'entrer dans un état de profonde détente… et d'ouverture naturelle…

(Courte pause et renforcement positif)

À partir de maintenant… chaque jour qui passe te permet de te reconnecter davantage avec ton corps… Chaque respiration te rappelle que tu es capable de laisser aller les tensions… que tu es capable de t'ouvrir à de nouvelles sensations… de nouveaux plaisirs… sans effort… Tu peux te rappeler à tout moment que ton corps sait comment se détendre... comment s'ouvrir naturellement... dans la sécurité... et la sérénité...

(Courte pause, puis retour)

Et maintenant, je vais te demander de commencer à revenir doucement ici et maintenant... À ton rythme... Prends une profonde inspiration... sens ton corps revenir à l'instant présent, en emportant avec toi ce sentiment de calme, de détente, et de confiance en ton corps... Quand tu seras prêt, tu pourras bouger doucement... t'étirer... et ouvrir les yeux... en te sentant rafraîchi, détendu, et en paix avec toi-même.

Addiction à la malbouffe

Voici un script destiné à traiter l'addiction à la malbouffe. Ce script vise à modifier les habitudes alimentaires en changeant la relation à la nourriture, en renforçant la volonté et en favorisant des choix alimentaires plus sains.

*

(Après l'induction de votre choix)
...

Pendant que ton corps continue de... se détendre... imagine maintenant que tu descends un escalier... Un escalier doux... et confortable... qui t'amène de plus en plus profondément... à l'intérieur de toi-même... À chaque marche que tu descends... tu te sens... plus calme... plus tranquille... jusqu'à ce que tu arrives dans un espace intérieur... un espace sûr... et serein... où tu te sens parfaitement à l'aise...

Cet espace est un endroit où tu peux explorer des changements positifs... où tu peux te reconnecter à des habitudes plus saines... et bienveillantes... pour ton corps... et pour ton esprit... Ici... tout est possible... et tu peux commencer à prendre conscience de ton immense capacité à transformer tes habitudes... à choisir ce qui est bon... pour toi...

(Première métaphore : la table des choix)

Imagine maintenant que dans cet endroit... il y a une grande table... Sur cette table... il y a deux côtés... Un côté est rempli de malbouffe... des aliments que tu as l'habitude de manger... mais qui ne te font pas sentir bien après... Ils sont colorés... peut-être appétissants à première vue... mais tu sais que derrière leur apparence... ils ne te nourrissent pas vraiment... Ils te laissent souvent avec un sentiment de lourdeur ou d'insatisfaction... et même pire encore... tu sais qu'ils sont... nocifs...

De l'autre côté de la table... tu vois une variété d'aliments frais... sains... des fruits... des légumes... des plats faits maison... riches en nutriments... pleins de vitalité... Ils te donnent de l'énergie... ils te nourrissent profondément... Chaque bouchée te fait sentir plus vivant... plus fort... plus léger...

Maintenant... imagine-toi debout devant cette table... Tu peux sentir la différence entre ces deux côtés... et tu sais que chaque fois que tu fais un choix alimentaire... tu as le pouvoir de choisir ce qui te fait du bien... ce qui nourrit ton corps... et ton esprit... de manière positive... Plus tu te tournes vers le côté sain de la table... plus tu te sens plein d'énergie... en contrôle… et pleinement satisfait… C'est un choix que tu peux faire de plus en plus facilement… chaque jour…

Comme cette table… la vie te présente toujours des choix… Et tu te rends compte que plus tu choisis des aliments qui te nourrissent véritablement… plus tu te sens bien… Ton corps commence à désirer ces aliments qui le rendent plus fort… plus en santé… Ton esprit devient plus clair… plus déterminé… Tu as le pouvoir de choisir ce qui est bon pour toi… et chaque fois que tu choisis des aliments sains… tu te sens récompensé par un bien-être profond…

Chaque jour… tu te sens de plus en plus capable de dire non à la malbouffe… Tu n'as pas besoin de ces aliments qui te laissent vide… ou fatigué… Tu mérites des aliments qui te nourrissent vraiment… qui te font te sentir bien… à l'intérieur… comme à l'extérieur…

(Courte pause)

(Seconde métaphore : le jardin intérieur)

Tu peux alors imaginer un jardin… qui représente ton corps… et ton bien-être… Ce jardin est ton espace personnel… et il a besoin de soins… d'attention… et des bons nutriments pour prospérer… Si tu plantes des graines dans un sol de mauvaise qualité… ou si tu nourris ce jardin avec des substances qui ne lui conviennent pas… les plantes ont du mal à pousser… Le sol devient aride… et les fleurs perdent leur éclat…

Mais imagine ce qui se passe lorsque tu commences à nourrir ton jardin avec les bonnes choses… de l'eau pure… un sol riche… des rayons de soleil bienfaisants… Les plantes fleurissent… les fruits mûrissent… les couleurs… s'épanouissent… Ton jardin devient un espace de beauté… de vitalité… un endroit où tu te sens bien… où tout est en équilibre… en harmonie…

Ce jardin… c'est ton corps… Et chaque choix alimentaire que tu fais est comme une graine que tu plantes… Quand tu choisis des aliments sains et nourrissants… c'est comme arroser ce jardin avec l'eau la plus pure… Chaque bouchée saine est un rayon de soleil… qui permet à tes fleurs intérieures de s'épanouir davantage…

Prends un moment pour imaginer ce jardin… Vois-le en pleine floraison… Et prends conscience que tu as le pouvoir de faire grandir ce jardin tous les jours… par les choix que tu fais…

(Courte pause)

Chaque fois que tu choisis un aliment qui nourrit vraiment ton corps… tu ajoutes quelque chose de beau à ce jardin… Et chaque fois que tu choisis d'éviter la malbouffe… tu te permets de rester en pleine santé…

(Courte pause)

Plus tu avances dans cette démarche… plus tu sens que tu n'as plus besoin de la malbouffe… Ces aliments qui semblaient tentants autrefois, te paraissent maintenant fades… peu attrayants… même… effrayants…

Tu préfères ce qui est frais… vivant… ce qui donne de la force… et de la vitalité… Ton corps commence à te demander ce qui est bon pour lui… et tu écoutes ces signaux… avec de plus en plus de facilité…

À chaque repas… tu ressens cette envie naturelle de choisir des aliments qui te font te sentir bien… qui donnent à ton corps ce dont il a besoin pour fonctionner au mieux… Tu t'éloignes facilement et naturellement des choix qui ne t'apportent rien de positif… et tu te rapproches des aliments qui renforcent ton bien-être… ta santé… ta clarté mentale…

(Courte pause)

Ton esprit… et ton corps… travaillent ensemble maintenant… et chaque jour… tu ressens cette force intérieure croissante… cette volonté naturelle de prendre soin de ton jardin intérieur… Tu prends plaisir à choisir ce qui est bon pour toi…

et tu te sens fier… fier de chaque petit pas que tu fais vers une alimentation plus saine… plus équilibrée…

(Courte pause)

À partir de maintenant… tu te rappelleras que tu as toujours le contrôle de tes choix alimentaires… Chaque fois que tu te retrouves face à un choix… tu ressens cette envie de te tourner vers des aliments qui te nourrissent profondément… La malbouffe a perdu tout son attrait… elle n'a plus aucun pouvoir sur toi… tandis que les aliments sains deviennent de plus en plus séduisants… pour toi….

Tu te sens de plus en plus confiant dans ta capacité à choisir ce qui est bon pour toi… à faire des choix qui renforcent ta vitalité… et ton bien-être... Chaque fois que tu choisis un aliment sain…tu te souviens de ce jardin intérieur qui s'épanouit… et tu ressens cette fierté de prendre soin de toi-même…

(Courte pause)

(Retour progressif)

Bravo, tu as fait les bons choix, et maintenant, je vais te demander de commencer à revenir doucement ici et maintenant… Prends une grande inspiration… sens ton corps revenir à l'instant présent, en emportant avec toi ce sentiment de contrôle, de paix et de clarté mentale… Quand tu te sentiras prêt, tu pourras bouger doucement, t'étirer, et à ton rythme, ouvrir les yeux… en te sentant rafraîchi, détendu, et pleinement en contrôle de tes choix alimentaires.

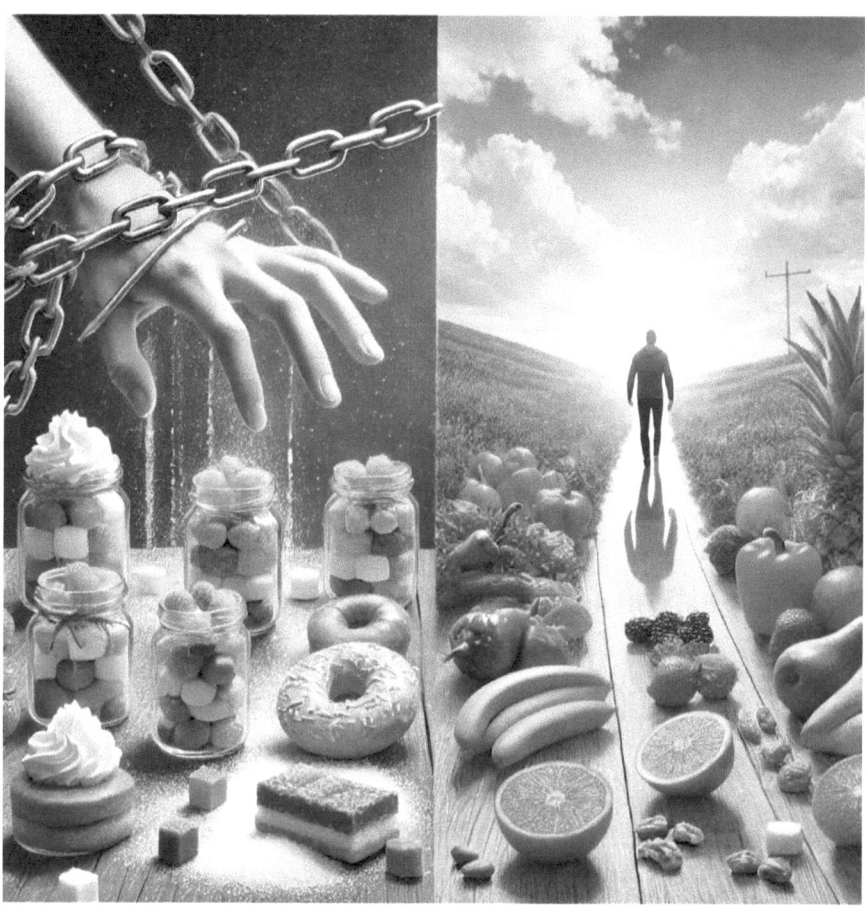

Douleur chronique

Voici un script conçu pour soulager les douleurs chroniques. Ce script vise à aider la personne à se dissocier de la douleur, à la transformer en sensations plus gérables, et à utiliser des métaphores pour encourager le corps à se détendre et à réduire l'intensité de la douleur.

Au préalable, il faudra bien entendu avoir consulté un médecin pour connaître l'origine de cette douleur.

*

(Après l'induction de votre choix)
...

Et pendant que ton corps continue de se détendre... ton esprit peut lui aussi se laisser aller... s'ouvrir à la possibilité d'un profond bien-être... Laisse chaque respiration t'amener plus loin... dans cet état de confort... et de sérénité... comme si tu pouvais simplement... flotter... sur un nuage de calme... et de détente...

Alors maintenant que tu te sens plus calme... plus détendu... je vais te demander de porter ton attention sur la douleur que tu ressens... Peut-être as-tu déjà essayé de l'ignorer... de la repousser… Mais cette fois-ci… nous allons la regarder différemment…

Plutôt que de la combattre… tu vas commencer par l'observer… comme si c'était une sensation… une sensation qui a une forme… une couleur… une texture… Imagine cette douleur comme un objet devant toi… Quelles formes prend-elle ? … Peut-être est-elle floue… ou bien très définie… Peut-être a-t-elle une couleur particulière… Tu peux simplement l'observer de manière curieuse… sans jugement… comme si tu étais un explorateur qui découvre quelque chose de nouveau…

(Première métaphore : le volume de la douleur)

Imagine maintenant que cette douleur est comme un son… un son dont le volume peut être ajusté… À certains moments… le son est très fort… mais à d'autres… tu peux doucement le réduire… Imagine que tu tiens entre tes mains un bouton de volume… Ce bouton te permet de baisser progressivement le son de la douleur… lentement… au fur et à mesure que tu tournes ce bouton… le volume diminue… Ce son… qui était peut-être intense au début… commence à devenir plus doux… plus lointain…

Plus tu tournes ce bouton… plus tu prends le contrôle de cette sensation… Et tu peux imaginer maintenant que ce son s'atténue… qu'il devient presque imperceptible… comme une radio qu'on baisse lentement… jusqu'à ne plus entendre qu'un murmure... à peine audible... Ce murmure... c'est la douleur qui perd de son intensité... qui devient de plus en plus facile à supporter... à tel point qu'elle n'interfère plus avec ton confort...

(Courte pause)

Comme ce volume... tu te rends compte que tu as le pouvoir de contrôler cette sensation... Plus tu te détends... plus tu te sens capable de réduire ce que tu ressens... Tu n'as plus besoin de lutter contre cette douleur... Tu peux simplement la transformer... l'adoucir... l'éloigner... comme un bruit de fond... qui devient de plus en plus faible... jusqu'à presque disparaître... Et à chaque fois que tu te trouveras en situation de ressentir cette douleur... tu te souviendras que tu as ce bouton de volume à portée de main... Tu pourras ajuster l'intensité de la sensation à ta convenance... calmement... avec contrôle... et sérénité...

(Courte pause)

(Seconde métaphore : la rivière apaisante)

Alors maintenant... tu peux aussi imaginer que tu te tiens près d'une belle rivière... Une rivière calme... et tranquille... Elle coule doucement... à travers un paysage magnifique... Tu te sens en paix en observant cette eau qui s'écoule lentement... Imagine maintenant que cette rivière a le pouvoir d'emporter avec elle toute sensation de douleur... tout inconfort...

Tu peux visualiser cette rivière qui... doucement... commence à emporter la douleur que tu ressens... Imagine cette douleur comme une énergie ou une chaleur qui quitte ton corps... et entre dans l'eau... La rivière l'emporte avec elle... lentement... calmement... Plus l'eau coule... plus la douleur est emportée... loin de toi... et tu te sens de plus en plus léger... de plus en plus libéré de cette sensation...

(Courte pause)

La douleur devient... de plus en plus faible... comme si elle fondait dans l'eau... emportée par le courant... et plus elle s'éloigne... plus tu te sens apaisé... détendu... libéré de cette sensation qui te pesait auparavant...

(Courte pause)

À partir de maintenant... tu peux te souvenir de cette rivière... chaque fois que tu ressens de la douleur... Chaque fois que la douleur apparaît... tu sauras qu'elle peut être emportée... lentement...sans effort... Plus tu te détends... plus tu te libères de cette sensation... Tu n'as pas besoin de la combattre... elle s'en va d'elle-même... emportée par la rivière... et tu te sens de plus en plus confortable... détendu... libéré...

(Courte pause)

Ton corps... maintenant en paix... sait comment se détendre... comment relâcher les tensions... Tu te sens plus fort... plus calme...avec une totale maîtrise de ton bien-être... Chaque jour... tu te sentiras de plus en plus à l'aise... et chaque fois que tu ressens une douleur... tu sauras comment la diminuer... la transformer... ou même l'éloigner complètement...

(Renforcement positif)

Chaque jour qui passe... tu te sentiras plus détendu... plus en contrôle de ton corps... Ton esprit et ton corps travaillent ensemble... pour réduire la douleur... pour t'apporter un profond bien-être... Et tu te souviendras de ces images de la rivière... du bouton de volume... chaque fois que tu en auras besoin... Tu es capable de changer ton expérience de la douleur... de la transformer en quelque chose de plus doux... de plus facile à gérer...

(Courte pause, puis retour progressif)

Et maintenant, je vais te demander de commencer à revenir doucement à l'instant présent... Prends une grande inspiration... sens ton corps se réactiver doucement, en ramenant avec toi ce sentiment de confort et de contrôle... Quand tu seras prêt, tu pourras bouger doucement, t'étirer, et à ton rythme, ouvrir les yeux... en te sentant rafraîchi, détendu, et en pleine maîtrise de ton bien-être...

| Douleur aiguë |

L'hypnose peut aider à modifier la perception de la douleur en créant une dissociation mentale, en induisant un état de relaxation profonde, ou en suggérant des changements dans la manière dont le cerveau interprète les signaux de douleur, par exemple pendant un acte médical, comme une petite intervention ou un soin.

ATTENTION : cette pratique doit être rôdée et correctement encadrée.

*

(Induction rapide)

Je vais te demander de te concentrer sur ta respiration… Respire profondément… Prends une grande inspiration… puis relâche lentement… Chaque inspiration t'apporte calme… et détente… chaque expiration te libère de toute tension… Respire encore profondément… à chaque souffle… imagine que ton corps devient de plus en plus léger… comme si tu t'allégeais de tout inconfort…

Tu peux maintenant porter ton attention sur une partie de ton corps qui est totalement… détendue… Peut-être tes pieds… ou tes mains… et pendant que tu te concentres sur cette partie détendue… laisse cette sensation de relaxation s'étendre progressivement à tout ton corps... comme une vague qui se diffuse lentement... amenant un profond bien-être...

à chaque endroit qu'elle touche...

(Dissociation)

Maintenant... je vais te demander d'imaginer que tu es ailleurs... comme si tu pouvais te transporter mentalement dans un endroit très apaisant... un endroit où tu te sens totalement... en sécurité... Cela peut être un lieu que tu connais bien... ou bien un lieu imaginaire... peu importe... Ce qui compte... c'est que cet endroit t'apporte une profonde sensation de tranquillité... et de confort...

Pendant que tu es dans cet endroit... ton corps peut rester ici... mais ton esprit peut vagabonder... loin de toute sensation désagréable... comme si tu pouvais te détacher... te détacher de tout inconfort physique... Ton esprit est libre d'explorer cet endroit calme... et sûr, pendant que ton corps est complètement relaxé... ici... Il peut même sembler que ton corps devient un peu plus engourdi... un peu plus léger... tandis que ton esprit s'éloigne doucement des sensations physiques...

(Métaphore : la crème anesthésiante)

Maintenant... je vais te demander d'imaginer que tu as la capacité d'endormir complètement une partie de ton corps...

Imagine, par exemple, que la zone concernée par (l'acte médical) devient insensible… complètement insensible… comme si ta peau était recouverte d'une douce crème anesthésiante… Sens cette crème s'étendre lentement… doucement… Elle commence à agir… de plus en plus… et tu peux déjà ressentir une sensation de fraîcheur… ou peut-être de chaleur agréable… qui anesthésie cette partie de ton corps… elle s'endort… complètement…

Au fur et à mesure que cette crème pénètre dans ta peau… tu te rends compte que la sensation dans cette zone commence à changer… La sensation de douleur se transforme… devient plus floue… incertaine… plus lointaine… comme si cette partie de ton corps s'endormait… Elle devient insensible… comme si elle était protégée par cette couche invisible…

Tu sens maintenant que la partie de ton corps concernée devient de plus en plus engourdie… La douleur… disparaît… comme si elle se dissolvait lentement dans cette crème anesthésiante… Plus tu te détends… plus cette sensation de confort s'intensifie… Et tu te rends compte que… pendant que tu restes détendu… tu es capable de ne ressentir que ce que tu veux bien ressentir… toute sensation désagréable peut être transformée en quelque chose de plus doux… de plus neutre… de plus facile à gérer…

Cette anesthésie naturelle continue de s'approfondir... et tu te sens complètement protégé... Ton esprit est loin des sensations désagréables... et ton corps est calme... en paix... engourdi... et insensible à tout ce qui pourrait être inconfortable...

(Métaphore : le nuage protecteur)

Tu peux aussi imaginer un nuage... doux et épais... qui entoure cette partie de ton corps... Ce nuage agit comme une barrière protectrice... empêchant toute douleur ou sensation désagréable de pénétrer... Plus ce nuage devient dense... plus tu te sens à l'aise... Rien ne peut traverser ce nuage pour t'atteindre... Tout ce qui pourrait être inconfortable est absorbé par ce nuage avant même que tu ne puisses le ressentir...

Tu es enveloppé dans ce cocon de protection... et pendant que tu es ici... dans cet état de confort... tu te rends compte que ton corps a la capacité de transformer toute douleur... de la diminuer... de la rendre lointaine... presque imperceptible... Ton esprit et ton corps travaillent ensemble pour rendre cette expérience totalement gérable... confortable... et paisible...

(Renforcement positif)

À partir de maintenant... tu sais que tu as le pouvoir de contrôler la manière dont ton corps ressent la douleur...

Chaque fois que tu en as besoin, tu peux te souvenir de ce nuage protecteur… ou de cette crème anesthésiante… et tu sauras comment anesthésier naturellement une partie de ton corps… Comment la rendre insensible et confortable… Ce pouvoir est à ta disposition… à chaque fois que tu en auras besoin…

(Il est possible de laisser la personne dans cet état de bien-être, dont elle finira par sortir spontanément : « et même si ma voix va maintenant s'éloigner de toi, tu vas encore rester aussi longtemps que nécessaire dans cet état de calme… de bien-être profond… insensible… loin de toute sensation désagréable… »

sinon : retour progressif)

Et maintenant, je vais te demander de commencer à revenir doucement ici et maintenant… Prends une grande inspiration… et, à chaque souffle, tu sens ton corps revenir progressivement à la normale… sens ton énergie revenir, sens ton esprit revenir à cet endroit… Lorsque tu seras prêt, tu pourras bouger doucement, t'étirer, et en douceur, ouvrir les yeux… en te sentant calme, en contrôle, et parfaitement à l'aise.

Syndrome de l'imposteur

Voici un script d'hypnose pour contrer le syndrome de l'imposteur, une forme de doute qui fait que les gens éprouvent une forte anxiété, malgré leurs compétences ou réussites. Ce script aide à renforcer la confiance en soi, à dissocier les pensées négatives des émotions, et à ancrer un sentiment de légitimité et d'authenticité.

*

(Après l'induction de votre choix)
...

Maintenant… que tu es dans cet état de… relaxation… profonde… j'aimerais que tu te souviennes d'un moment où tu t'es senti confiant… et fort… Cela peut être un moment récent… ou lointain… un moment où tu as ressenti que tu maîtrisais la situation… Tu peux revivre cette expérience… la ressentir pleinement… Te souvenir de ce que tu voyais… ce que tu entendais… de tout ce que tu ressentais… à cet instant précis… Comment ton corps était-il à ce moment-là ? … Comment était ton esprit ? …

Prends le temps de bien t'imprégner de cette sensation de confiance... comme si tu pouvais la faire grandir en toi... maintenant...

(Première métaphore : le miroir de la réalité)

Maintenant... imagine que tu te tiens devant un miroir... Ce miroir reflète non seulement ton apparence... mais aussi... ton véritable potentiel... ta valeur intérieure... Tu te regardes dans ce miroir... et tu vois quelqu'un... de capable... quelqu'un qui a déjà accompli beaucoup de choses... Ce miroir ne ment pas... il montre la vérité... la vérité de qui tu es... Il te montre non seulement tes réussites... mais aussi la personne compétente... et légitime... que tu es profondément... même si parfois, tu doutes de toi...

Observe attentivement ce reflet... et prend conscience que tout ce que tu vois dans ce miroir... est réel... Tu n'as rien à prouver... tout est déjà là... Tu as les compétences... la capacité... l'intelligence... Tout ce que tu as accompli n'est pas le fruit du hasard... tu as travaillé... pour en arriver là... et ce miroir te le rappelle... Ce que tu vois dans ce reflet... c'est la vraie version de toi-même... sans les doutes... sans les peurs...

Alors chaque fois que tu te sens en proie au syndrome de l'imposteur... tu pourras te souvenir de ce miroir... ce miroir qui reflète... la vérité... et tu sauras que tu es pleinement légitime... ici et maintenant...

(Courte pause)

Tu te rends compte maintenant… que ces sentiments de doute… ou d'imposture… ne sont que des pensées passagères… Elles n'ont pas de fondement réel… Comme des nuages dans le ciel… elles passent… et s'éloignent… pour disparaître… Ces pensées ne définissent pas qui tu es… Chaque fois qu'elles apparaissent… tu pourras les observer calmement… les laisser passer… sans t'y attacher… Elles s'éloignent naturellement… et toi… tu restes dans ta vérité… dans ta légitimité…

Tu te rends aussi compte que tu n'as rien à prouver… Ce que tu es… ce que tu fais… est suffisant… Tu as ta propre manière de faire… ta propre manière d'être… et c'est cette singularité qui fait ta force… Tu n'as pas besoin de te comparer aux autres… car ton chemin… est unique… Ce que tu as accompli est le fruit de ton travail… de ta persévérance… et de ta capacité à apprendre… et à t'adapter…

Et de jour en jour… plus tu te souviens de cela… plus tu te sens confiant… à l'aise dans ta peau… et plus ces doutes s'effacent… naturellement… remplacés par un sentiment de force intérieure… de confiance légitime… qui est là… toujours présente… même si tu ne la remarques pas encore…

(Courte pause, puis seconde métaphore : le voyageur sur le chemin)

Imagine encore que tu marches sur un chemin… Ce chemin représente ta vie… ton parcours… Parfois… il est facile de marcher… parfois il y a des obstacles… Mais chaque pas que tu fais… te rapproche de tes objectifs… Et à chaque obstacle que tu surmontes… tu deviens plus fort… Sur ce chemin… tu rencontres des gens qui te soutiennent… qui reconnaissent ta valeur… Ces personnes te rappellent que tu as déjà accompli beaucoup de choses… des choses belles… parfois difficiles… des choses que tu as parfaitement accomplies…

En marchant… tu commences à ressentir… un sentiment de fierté… une fierté légitime… pour tout ce que tu as accompli jusqu'ici… Peu importe les doutes que tu as pu ressentir par le passé… tu avances avec détermination… avec confiance… en sachant que chaque pas que tu fais… est une preuve supplémentaire… une preuve de ta compétence… de ta légitimité…

Ton chemin est unique… il est le tien… et chaque pas que tu fais t'amène plus loin… te rapproche encore de tes objectifs… et renforce ton sentiment d'accomplissement…

(Courte pause)

À partir de maintenant… chaque fois que tu te sentiras envahi par des doutes… ou des sentiments d'imposture… tu pourras te souvenir de ce chemin… de tous ces résultats… ces victoires… Tu pourras te rappeler que tu avances toujours… avec confiance… Que ces doutes ne sont que des pensées passagères… et qu'au fond… tu sais qui tu es… Tu es capable… tu es légitime… et tu es à ta place… Chaque jour… tu sens cette force grandir en toi… une confiance naturelle… tranquille… qui te permet… d'avancer sereinement…

Tu te souviendras aussi de ce miroir qui reflète la vérité… et tu sauras que tu n'as rien à prouver… que tout est déjà en toi… et que tu es pleinement à ta place… ici… et maintenant…

(Courte pause, puis retour progressif)

Et maintenant, je vais te demander de revenir doucement ici et maintenant… Prends une grande inspiration… et à chaque souffle, tu sens ton corps revenir à l'instant présent… ton esprit devenir plus clair… Tu te sens plus léger, plus confiant, plus ancré dans ta vérité… Et lorsque tu te sentiras prêt, tu pourras bouger doucement, t'étirer, et ouvrir les yeux… en te sentant rafraîchi, plus fort, et pleinement en confiance avec toi-même…

Addiction aux écrans

(Après l'induction de votre choix)
...

Alors que vous continuez à respirer calmement... vous pouvez imaginer une lumière douce... et apaisante... qui descend sur vous... apportant avec elle une sensation... de relaxation... Cette lumière vous enveloppe... vous aide à relâcher tout ce qui est superflu... tout ce qui pourrait vous déranger... Vous pouvez sentir votre corps s'alléger... se détendre... de plus en plus... comme si vous flottiez... légèrement... en toute sécurité...

Maintenant... j'aimerais que vous preniez un moment pour réfléchir à votre relation avec les écrans... Imaginez-vous en train d'utiliser un écran... que ce soit un téléphone... une tablette... une console de jeu... ou un ordinateur... Observez simplement comment vous vous sentez à ce moment-là... sans jugement.... Notez les sensations... les émotions qui émergent... Est-ce que cela vous apporte du plaisir ? ... Du stress ? ... De l'anxiété ? ...

Prenez le temps d'explorer ces sensations...

Vous pouvez les observer comme un témoin extérieur... comme si vous regardiez une scène dans un film... Vous êtes ici… en sécurité… et vous pouvez voir les différents aspects de votre usage des écrans…

À présent… j'aimerais que vous imaginiez que vous pouvez prendre encore plus de recul par rapport à cette scène… Imaginez que vous êtes assis dans une salle de cinéma… regardant un film sur l'écran… Ce film raconte l'histoire de votre relation avec les écrans… et vous pouvez voir comment cela affecte votre vie…

Notez les moments où cela vous apporte de la joie… mais aussi ceux où cela semble être un poids… une source de stress… ou même d'angoisse… Cette distance vous permet d'évaluer ce que vous ressentez… d'observer sans vous laisser submerger par ces émotions…

En regardant ce film… posez-vous la question… Quelles sont les situations qui déclenchent votre envie d'utiliser un écran ? … Y a-t-il des moments de la journée… des émotions particulières… ou des environnements… qui vous poussent à chercher cette connexion ? … Vous pouvez les noter mentalement… sans jugement… simplement pour comprendre vos propres déclencheurs…

(Courte pause)

Maintenant… imaginez que vous pouvez créer un nouveau scénario… un nouvel espace dans lequel vous vous sentez libre… libre de gérer votre temps d'écran… Visualisez un espace qui vous ressemble… où vous pouvez choisir délibérément quand et comment utiliser les écrans… Peut-être pouvez-vous voir des activités alternatives que vous aimez… comme… lire… marcher… passer du temps avec des amis…

ou pratiquer un hobby ? …

Ressentez… la joie… et la satisfaction… de participer à ces activités… de vous déconnecter des écrans… et de profiter de la vie qui vous entoure… Imaginez-vous chaque jour… renforçant ce nouveau mode de vie… plus équilibré… où vous choisissez des moments pour vous connecter aux écrans… mais où vous privilégiez également ces autres activités… plus enrichissantes…

(Courte pause)

Vous avez en vous toutes les ressources nécessaires… pour prendre le contrôle de votre usage des écrans… Chaque jour… vous pouvez faire le choix de vous éloigner des écrans… et de vous tourner vers d'autres activités… Vous en êtes capable… capable de définir des limites… de trouver un équilibre sain… Chaque fois que vous prenez une pause… que vous choisissez de vous déconnecter… vous renforcez votre autonomie… et votre confiance en vous…

À chaque instant où vous prenez conscience de votre choix… vous pouvez ressentir une vague de satisfaction… un sentiment de contrôle… et de liberté… Vous êtes capable de faire des choix qui vous rapprochent de vos objectifs… de vos valeurs… et de votre bien-être…

(Métaphore de la rivière)

Alors imaginez maintenant… que votre temps d'écran est comme une rivière… Cette rivière peut être apaisante… et belle… mais si vous y passez trop de temps… elle peut devenir tumultueuse… et déroutante… Vous avez le pouvoir de choisir le moment où vous entrez dans cette rivière… de décider combien de temps vous y passez… et de choisir de revenir sur la rive… La rive est un endroit sûr… où vous pouvez vous reconnecter avec vous-même… vous ressourcer… et vous épanouir… Vous pouvez vous amuser dans l'eau quand vous le souhaitez… mais vous savez aussi que vous pouvez facilement revenir… sur la terre ferme…

(Courte pause)

(Retour progressif)

Prenez le temps qu'il vous faut pour intégrer cette nouvelle perspective…. Et quand vous serez prêt, commencez doucement à revenir dans cette pièce, en prenant une profonde inspiration et en ramenant avec vous ce sentiment de calme, de contrôle et d'équilibre. Sentez votre corps ici, présent, et quand vous vous sentirez prêt, ouvrez doucement les yeux.

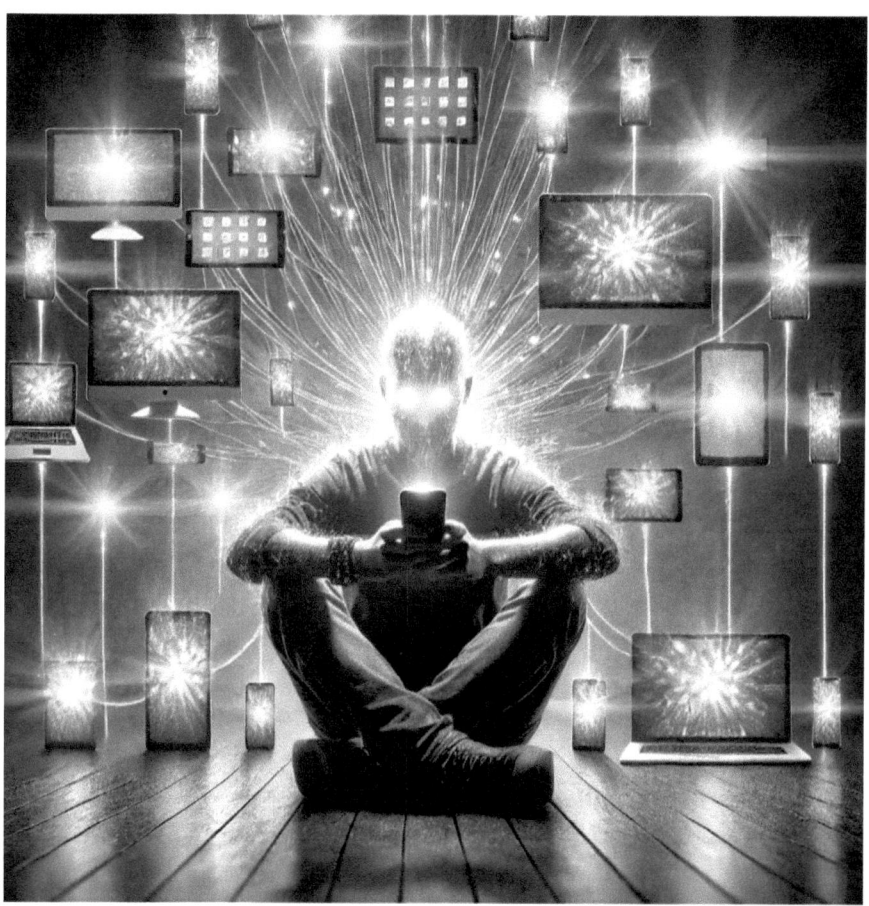

Addiction au jeu

(Après l'induction de votre choix)

...

Maintenant... tout en restant dans cet état... de calme... j'aimerais que vous imaginiez une scène où vous êtes en train de jouer à un jeu d'argent... Vous pouvez vous voir... comme si vous vous regardiez dans un miroir... Observez simplement cette version de vous-même qui joue... Peut-être remarquez-vous les émotions que vous ressentez dans cette scène... est-ce de l'excitation ? ... Du stress ? ... Un mélange des deux ? ...

Regardez cette version de vous... sans jugement... Il n'y a rien de bien ou de mal ici... seulement l'observation... Remarquez simplement comment vous vous sentez dans ce moment de jeu... et permettez à ces sensations de se révéler à vous... tout en restant dans cet état de distance... et de calme...

(Courte pause)

Maintenant... imaginez que vous pouvez prendre un peu plus de recul par rapport à cette scène... Vous êtes toujours en sécurité... en train de regarder cette version de vous qui joue... mais vous êtes maintenant assis dans un fauteuil... observant tout cela avec calme... et neutralité... Et plus vous vous détachez de cette scène... plus vous pouvez observer vos émotions de manière détachée... comme si vous observiez un personnage dans un film...

Cette distance vous permet de voir votre comportement de jeu sous un autre angle... sans être absorbé par lui... Vous pouvez maintenant remarquer les moments où le jeu vous attire... où il semble avoir du pouvoir sur vous... et en même temps... vous réalisez que vous pouvez avoir le contrôle sur la façon dont vous réagissez à ces sensations...

(Réencodage émotionnel)

Alors... imaginez maintenant... que vous pouvez changer la manière dont vous ressentez ce besoin de jouer... Vous pouvez transformer ces sensations en quelque chose de plus léger... de plus gérable... Peut-être que cette sensation de compulsion peut déjà diminuer... progressivement... comme un ballon qui se dégonfle... Chaque respiration que vous prenez... va dissoudre un peu plus ce besoin compulsif... jusqu'à ce qu'il devienne tout petit... minuscule... insignifiant...

Et à la place... imaginez une nouvelle sensation qui émerge... Une sensation de calme... de liberté... de contrôle... de contrôle sur vos choix... Vous pouvez maintenant voir que le jeu n'a plus le même pouvoir sur vous... Vous pouvez choisir d'y participer... ou non... en toute conscience... avec une clarté nouvelle...

(Visualisation positive : nouveaux choix, nouvelles habitudes)

Maintenant... permettez-vous d'imaginer une scène où vous avez totalement maîtrisé votre relation aux jeux... Imaginez un moment où vous êtes confronté à la tentation de jouer... mais cette fois-ci... avec une force intérieure... et un calme profond... Vous regardez cette tentation... et vous réalisez que vous avez le choix... le choix de dire NON... Vous pouvez décider de ne pas y céder...

Vous vous voyez plutôt choisir une autre activité... Peut-être que vous décidez de faire quelque chose qui vous apporte une satisfaction... réelle... et durable... sortir avec des amis... passer du temps en plein air... ou travailler sur un projet qui vous passionne ? ... Vous sentez combien ces activités vous nourrissent... combien elles vous apportent de la joie... une joie profonde... bien plus enrichissante que les jeux...

(Métaphore de la boussole intérieure)

Imaginez maintenant... que vous possédez une boussole intérieure... Cette boussole vous guide toujours dans la bonne direction.... Parfois... dans le passé... cette boussole pouvait être perturbée par des distractions... comme le jeu... mais maintenant... elle fonctionne parfaitement...

Elle vous montre toujours le chemin qui vous mène vers vos vraies passions... vers des activités qui enrichissent votre vie... de façon durable...

Vous savez que… chaque fois que vous vous sentez tenté par le jeu… vous pouvez consulter cette boussole intérieure… Elle vous montre le chemin de la satisfaction véritable… loin des habitudes compulsives… nocives… Vous ressentez la force… et la clarté qu'elle vous apporte… et vous suivez sereinement cette direction…

(Courte pause)

Vous avez en vous toutes les ressources nécessaires… pour prendre le contrôle de votre comportement de jeu… Chaque jour… vous pouvez faire des choix conscients… des choix sains… qui vous rapprochent de la vie que vous souhaitez vraiment… Vous avez la capacité de dire… non au jeu… de reprendre le contrôle… reprendre le contrôle de votre temps… de votre énergie… et de vous concentrer sur ce qui vous importe vraiment…

Chaque jour… vous renforcez cette nouvelle façon de penser… cette nouvelle relation avec le jeu… Vous réalisez que… vous avez le pouvoir… le pouvoir de décider quand jouer… et surtout… de décider de ne pas jouer du tout… Cette liberté vous apporte un sentiment de contrôle… et une fierté grandissante…

(Courte pause, puis retour progressif)

Prenez un moment pour intégrer toutes ces sensations de calme...

de liberté...

et de contrôle...

Sentez comme il est agréable de savoir que vous êtes libre de choisir vos actions... en toute conscience...

Et quand vous vous sentirez prêt, vous pouvez commencer à revenir doucement dans cette pièce, en prenant une profonde inspiration et en ramenant avec vous ce sentiment de clarté et de contrôle.

Sentez votre corps ici et maintenant, sentez vos pieds sur le sol, vos mains, votre respiration. Et lorsque vous serez prêt, vous pourrez doucement ouvrir les yeux, en vous sentant calme, centré, et en contrôle de vos choix.

Renforcer ses capacités d'apprentissage

(Après l'induction de votre choix)
...

Et à chaque inspiration... vous pouvez aller un peu plus profondément... dans cet état... de calme... tout en sachant que vous êtes... en parfaite sécurité... et que cet état... de détente... vous permet de découvrir de nouvelles ressources... à l'intérieur de vous-même... des ressources que vous possédez déjà... mais qui peuvent devenir plus accessibles... plus claires... au fur et à mesure que vous vous détendez...

(Courte pause)

Vous avez en vous... toutes les ressources nécessaires... pour apprendre... comprendre... et retenir des informations nouvelles... Et plus vous explorez cet état de relaxation... plus il devient facile... pour vous... de mobiliser ces ressources... Imaginez un moment où vous avez déjà appris quelque chose de nouveau... avec facilité... Ça peut être quelque chose de simple... ou même quelque chose de plus complexe... Voyez comment... à ce moment-là... votre esprit était ouvert... curieux... réceptif à l'information... Peut-être pouvez-vous ressentir cette même curiosité se réactiver... en vous... maintenant...

(Courte pause)

En visualisant ce moment... vous pouvez renforcer cette capacité à absorber des informations... à les comprendre rapidement... et à les retenir... Votre esprit est comme une éponge... et vous pouvez choisir de permettre à cette partie de vous... cette partie qui apprend facilement... d'être encore plus présente... plus présente dans votre vie quotidienne...

(Utilisation des sous-modalités)

Maintenant... imaginez que vous apprenez une nouvelle information... quelque chose d'important... Peut-être pouvez-vous visualiser un texte... ou peut-être entendre une voix qui explique quelque chose... Maintenant... portez attention aux détails de cette information... Est-elle claire ou floue ? ... Grande ou petite ? ... Est-elle lumineuse ou sombre ? ... Y a-t-il des sons autour d'elle ? ...

Et si vous ajustiez ces caractéristiques... pour rendre cette information encore plus facile à retenir ? ... Vous pouvez la rendre plus claire... plus lumineuse... ou peut-être la rapprocher de vous... Et voyez comme en jouant avec ces éléments... vous pouvez rendre l'apprentissage encore plus fluide... et agréable...

(Courte pause)

Et tandis que vous vous permettez d'aller encore plus profondément dans cet état... de détente... vous pouvez remarquer comme il devient facile... de focaliser votre attention... C'est comme si chaque distraction devenait de plus en plus lointaine... et que votre esprit pouvait se concentrer... exactement là où il en a besoin... naturellement...

Imaginez que votre concentration est comme un faisceau de lumière... qui éclaire précisément ce que vous voulez apprendre... et comprendre... Ce faisceau est fort... stable... et vous pouvez l'orienter où vous le souhaitez... en sachant qu'à chaque fois que vous apprenez... ce faisceau devient de plus en plus lumineux... plus efficace... pour vous aider à absorber toutes les données importantes...

(Métaphore de la bibliothèque)

Alors... imaginez que votre mémoire est comme une immense bibliothèque... Une bibliothèque infinie... parfaitement organisée... avec des étagères qui s'étendent à perte de vue... contenant chaque connaissance... chaque souvenir... chaque information que vous avez apprise... Chaque livre sur ces étagères représente une idée... un concept... ou une leçon que vous avez déjà intégrée... Et tout est rangé de manière si claire... si logique... que lorsque vous avez besoin d'une information... vous pouvez simplement tendre la main vers le bon livre... l'ouvrir... et accéder immédiatement à ce que vous cherchez...

Cette bibliothèque est lumineuse... accueillante... et vous y êtes chez vous... Vous pouvez y circuler librement... sans effort… et chaque fois que vous apprenez quelque chose de nouveau… un nouveau livre vient s'ajouter… s'intégrant naturellement à sa place…

(Courte pause)

Vous savez qu'à tout moment… vous pouvez entrer dans cette bibliothèque intérieure… feuilleter les pages de n'importe quel livre… et retrouver exactement ce dont vous avez besoin… Tout est clair… tout est compréhensible… et tout est facilement accessible… pour vous… maintenant… et à tout moment dans l'avenir…

(Courte pause, puis visualisation positive des résultats)

Maintenant… permettez-vous d'imaginer les résultats que vous allez obtenir grâce à vos capacités d'apprentissage renforcées… Imaginez-vous dans un futur proche… où votre mémoire… est vive… et pleinement efficace… Voyez comme il devient facile… pour vous… de retenir des informations importantes… de les retrouver rapidement… dès quand vous en avez besoin… Vous pouvez vous voir en pleine maîtrise de vous-même… capable de rester concentré… et calme… dans toutes les situations… même les plus complexes…

Visualisez un moment précis où vous utilisez ces nouvelles capacités… Peut-être en train de passer un examen… de préparer un projet… ou d'apprendre quelque chose de nouveau... avec facilité... et confiance... Vous êtes calme... confiant... vous savez que vous avez toutes les ressources en vous... pour réussir... Chaque information que vous apprenez est rapidement mémorisée... et votre esprit est clair... parfaitement ordonné...

Sentez en vous la satisfaction... la fierté... cette fierté que vous ressentez à mesure que vous maîtrisez vos compétences... et cette confiance nouvelle... qui grandit en vous... Vous pouvez voir les regards autour de vous... sentir l'admiration... mais plus que tout... vous sentez que cette confiance intérieure en vous-même... en vos capacités... est profondément ancrée... Chaque apprentissage devient une nouvelle victoire... une preuve supplémentaire... que vous êtes en contrôle...

(Courte pause)

Et maintenant... alors que vous continuez à explorer ce sentiment... de confiance... permettez-vous de vous connecter à cette force intérieure... cette ressource... qui vous permet d'apprendre avec aisance... et plaisir... Vous pouvez vous souvenir que votre cerveau est fait pour apprendre... pour grandir... et qu'à chaque nouvelle expérience d'apprentissage... vous devenez encore plus compétent... C'est comme si... à l'intérieur de vous... une capacité naturelle à apprendre s'activait... et devenait toujours plus forte... plus fluide...

(Courte pause)

Prenez tout le temps nécessaire pour profiter de ce sentiment... de confiance en vos capacités d'apprentissage... en sachant que vous pouvez revenir à cet état de calme... et de concentration... chaque fois que vous le souhaitez...

(Courte pause, puis retour progressif)

Et quand vous serez prêt, vous pourrez doucement revenir dans cette pièce, en prenant une profonde inspiration, en sentant votre corps bien présent... et en ouvrant doucement les yeux, avec ce sentiment de calme, de confiance, et de curiosité qui reste avec vous.

Bruxisme

Voici une séance d'hypnose conçue pour aider à stopper le bruxisme (grincement ou serrage involontaire des dents).

La cause la plus courante est le stress et l'anxiété.

Il peut être aggravé par la consommation d'excitant, d'alcool, de tabac. Chez certains sujets, le bruxisme provoque des céphalées, des douleurs du cou, et/ou des douleurs de la mâchoire, de la fatigue ou des acouphènes.

*

(Après l'induction de votre choix)

…

Imaginez… une lumière douce… et apaisante… qui commence à se former au-dessus de vous… comme un halo lumineux… Cette lumière descend doucement… enveloppant votre tête… vos épaules… et tout votre corps… Elle vous apporte un sentiment… de paix… et de détente… profonde…

Sentez cette lumière se concentrer particulièrement autour de votre visage… et de votre mâchoire… Chaque partie de votre visage… de votre front… jusqu'à vos joues… commence… à se détendre… sous l'effet de cette lumière douce… Vous pouvez sentir... la tension se dissiper... lentement... comme si un poids léger se levait de votre mâchoire... vous apportant... une relaxation immédiate...

(Connexion à la mâchoire et aux tensions)

Maintenant... j'aimerais que vous portiez votre attention sur votre mâchoire... Imaginez que vous pouvez ressentir chaque partie de cette zone... vos muscles... vos dents... vos gencives... Notez simplement ce que vous ressentez... sans jugement... Est-ce qu'il y a des tensions ? ... Est-ce que votre mâchoire semble crispée... ou tendue ? ... Prenez simplement conscience de tout ce qui est présent...

Imaginez... que vous pouvez entrer en communication avec cette partie de votre corps... Vous pouvez demander à votre mâchoire pourquoi elle garde autant de tension... pourquoi elle semble parfois avoir besoin de serrer... ou grincer ? ... Peut-être qu'elle retient quelque chose... comme des émotions non exprimées... ou du stress accumulé...

Prenez un moment pour écouter ce que votre corps a à vous dire.

(Courte pause)

Imaginez… maintenant… que vous pouvez prendre du recul… par rapport à ces sensations… Visualisez votre mâchoire… comme un mécanisme qui s'ouvre doucement… comme une fleur qui s'épanouit… Vous voyez les muscles… se détendre… progressivement… chaque fibre s'alléger… et retrouver sa souplesse naturelle… Avec chaque respiration… vous relâchez encore plus cette tension…

Imaginez encore que chaque souffle que vous prenez… permet à votre mâchoire de devenir… plus légère… plus souple… Vous sentez vos dents se desserrer… naturellement… comme si elles n'avaient plus besoin d'être en contact l'une avec l'autre… Vous ressentez un relâchement profond… délicieux… dans tout votre visage… dans tout votre cou… jusqu'à vos épaules… des épaules complètement… relâchées… C'est un peu comme si toute cette zone retrouvait… une nouvelle liberté… une agréable légèreté…

(Visualisation positive : détente permanente)

Imaginez maintenant une scène où vous êtes dans un état… de relaxation totale… que ce soit au travail… à la maison… ou au moment de vous coucher… Vous remarquez que, dans cette scène… votre mâchoire est détendue… relâchée… vos dents sont légèrement séparées… et il y a une paix totale… dans toute cette zone…

Vous vous sentez complètement… en contrôle… en contrôle de votre corps… en contrôle de vos muscles… À chaque situation de la vie quotidienne… vous ressentez… une détente… naturelle… dans votre mâchoire… Même dans les moments de stress… vous pouvez choisir… choisir de relâcher cette tension… Vous vous visualisez prenant des respirations profondes… relâchant instantanément toute crispation qui pourrait apparaître…

Et plus vous pratiquez cette relaxation… plus cela devient naturel… facile… comme un automatisme… Votre mâchoire retrouve sa souplesse… et votre esprit apprend à rester calme… et dé-ten-du…

(Métaphore de la corde qui se défait)

Cette tension dans votre mâchoire est comme une corde… qui a été tendue trop fort… trop longtemps… Avec chaque respiration… vous commencez à défaire cette corde… nœud après nœud… Chaque nœud qui se défait… vous permet de ressentir… un soulagement… un relâchement… profond… La corde devient de plus en plus lâche… jusqu'à ce qu'elle soit complètement libérée…

Vous pouvez voir cette corde devenir souple… fluide… et avec elle… toutes les tensions disparaissent… Cette image de la corde libérée… symbolise votre capacité à relâcher toute tension dans votre mâchoire… à tout moment… et vous vous sentez bien... tellement bien... Vous avez maintenant ce pouvoir de garder cette zone totalement... détendue... et apaisée...

(Renforcement)

Vous avez en vous toutes les ressources nécessaires... pour maintenir votre mâchoire détendue... et relâchée... Chaque jour... vous pouvez renforcer cette capacité à relâcher les tensions... à garder vos dents légèrement séparées... à laisser votre mâchoire dans un état... de paix naturelle...

Chaque respiration que vous prenez dans la journée... vous rappelle de détendre cette zone... d'apporter du calme... à votre visage... et à vos mâchoires... Vous êtes capable de répondre aux situations de la vie avec sérénité... sans que la tension ne s'accumule dans votre corps...

Chaque nuit... avant de vous endormir... vous pouvez visualiser cette relaxation... cette détente... complète... qui vous permet... de dormir paisiblement... sans grincer ou serrer les dents... Vous dormez avec la tranquillité de savoir que votre corps est en paix... que votre mâchoire est détendue... et que chaque jour... vous renforcez cette habitude positive...

Prenez un moment pour intégrer toutes ces sensations... de détente... de calme... et de maîtrise de vous-même...

Ressentez comme il est agréable de savoir que vous avez ce pouvoir… de relâcher la tension… à tout moment… et que cette capacité va s'amplifier avec chaque jour qui passe.

(Courte pause, puis retour)

Lorsque vous vous sentirez prêt, vous pouvez commencer à revenir doucement dans cette pièce. Prenez une profonde inspiration et ramenez avec vous ce sentiment de calme, de contrôle et de détente. Sentez votre corps ici et maintenant, vos pieds sur le sol, vos mains, votre respiration. Et quand vous vous sentirez prêt, vous pouvez doucement ouvrir les yeux, en vous sentant calme et détendu.

Gestion des émotions

(Après l'induction de votre choix)
...

Imaginez... un lieu où vous vous sentez... en sécurité... calme... peut-être dans la nature... ou dans un endroit qui vous est cher... Cet endroit... c'est un lieu où vous êtes libre de ressentir ce qui vient... dans un cadre où tout est doux... agréable... bienveillant...

Et pendant que vous vous connectez à ce lieu... à cette sérénité... permettez-vous de devenir encore plus réceptif aux sensations agréables qui viennent... Vous pouvez peut-être remarquer que tout ce qui vous entoure semble... apaiser... calmer...

Et parfois... il arrive que des émotions... comme des vagues... surgissent... peut-être trop fortes... ou trop envahissantes... Mais vous savez que... tout comme les vagues de la mer... les émotions aussi... viennent... et repartent... Elles montent... et puis... elles redescendent... comme un rythme naturel... Et si vous les laissez venir... sans résister... elles peuvent simplement passer... comme les vagues... qui se retirent doucement de la plage...

(Sous-modalités des émotions)

Maintenant... j'aimerais que vous pensiez à une émotion envahissante... que vous avez pu ressentir récemment... Prenez un instant pour observer cette émotion... comme si vous la voyiez devant vous... Peut-être sous forme d'image... ou peut-être que vous ressentez une sensation dans votre corps... Maintenant... explorez cette émotion... est-elle grande... ou petite ? ... Est-elle proche... ou loin de vous ? ... A-t-elle une couleur... une forme ? ... Est-elle lumineuse ou sombre ? ... Fait-elle du bruit... ou est-elle silencieuse ? ...

Si cette émotion vous semble trop intense... imaginez que vous pouvez la changer... Peut-être que vous pouvez la rendre plus petite... plus éloignée... ou la transformer en une couleur plus apaisante... plus douce... Vous pouvez aussi la rendre floue... ou silencieuse... comme cela vous aide... Prenez le contrôle de cette expérience... Et voyez comme... en changeant ces petits détails... l'intensité de l'émotion peut elle aussi changer... diminuer... pour devenir moindre... insignifiante...

(Courte pause)

Et vous réalisez... pendant que vous observez cette émotion... que vous avez en vous la capacité... de laisser aller... Parce que vous êtes plus grand que cette émotion... Elle fait partie de vous... mais elle n'est pas vous... Vous avez en vous cette immense ressource... cette capacité... de vous reconnecter à votre calme... à votre sérénité... Désormais chaque fois qu'une émotion envahissante apparaîtra... vous saurez que vous pouvez prendre une profonde respiration... la laisser passer... et revenir à cet espace paisible... que vous créez en ce moment même... cet espace de clame... et de maîtrise...

Permettez-vous de ressentir... cette force tranquille... en vous... cette stabilité... comme les racines profondes... d'un arbre solide... Les branches de cet arbre peuvent bouger avec le vent... mais ses racines restent profondément ancrées... et vous aussi... vous pouvez rester... ancré... ancré profondément... même lorsque les émotions viennent... et vont...

(Courte pause, puis retour progressif)

Prenez encore un instant pour intégrer ce sentiment de calme... et lorsque vous serez prêt, doucement, à votre rythme, vous pouvez commencer à revenir ici, dans cette pièce, en ramenant avec vous tout ce que vous avez découvert... Prenez une profonde inspiration, en sentant votre corps bien présent... Et quand vous serez prêt, vous pourrez ouvrir les yeux, avec ce sentiment de paix intérieure qui continue de grandir en vous.

Manger mieux, manger moins

Cette séance vise à reconnecter l'individu avec ses sensations naturelles de faim et de satiété, tout en renforçant une attitude de bien-être et de contrôle autour de l'alimentation.

*

(Après l'induction de votre choix)
...

Vous sentez comme cet apaisement... profond... s'installe dans tout votre être... un sentiment... de calme... et de sécurité...

(Connexion avec le corps et la faim)

Maintenant... j'aimerais que vous portiez votre attention... sur votre estomac... sur cette zone où se manifestent les sensations... de faim... et de satiété... Prenez un moment pour observer comment votre corps communique avec vous... comment il vous fait savoir quand il a besoin de nourriture... ou quand il est satisfait...

Imaginez que vous pouvez dialoguer avec votre estomac... que vous pouvez écouter ce qu'il vous dit... Peut-être qu'il vous parle de ses véritables besoins... peut-être vous explique-t-il que… parfois… il n'a pas besoin de nourriture… mais simplement… de calme… de réconfort… ou d'attention… Prenez un moment pour écouter attentivement ces signaux que votre corps vous envoie… sans jugement… juste en étant présent à ce dialogue…

Imaginez maintenant… que vous êtes capable de prendre du recul… par rapport à vos habitudes alimentaires… Visualisez une situation où vous pourriez être tenté de manger… sans faim… mais par habitude… ou par stress… Vous observez cette scène comme un spectateur… en prenant de la distance… en voyant comment votre corps réagit…

Vous pouvez voir qu'il y a souvent des moments où vous mangez par automatisme… sans vraiment prêter attention à vos sensations… Mais à présent… vous savez que vous pouvez faire… un choix différent… Vous êtes capable… de prendre un moment avant chaque repas… ou avant chaque envie de manger… pour vous demander : « Est-ce que j'ai vraiment faim ? » … Vous pouvez voir clairement… les moments où votre corps a réellement besoin de nourriture… et ceux où il a besoin d'autre chose…

(Visualisation positive : manger de manière consciente)

Imaginez maintenant une scène où vous mangez un repas… en pleine conscience… Visualisez-vous en train de choisir des aliments sains… colorés… qui nourrissent réellement votre corps... et votre esprit... Vous sentez le plaisir de préparer... ou de sélectionner... des aliments équilibrés... en sachant que chaque bouchée... est bénéfique... pour vous...

Lorsque vous commencez à manger... vous faites attention à chaque saveur... à chaque texture... Vous mastiquez lentement... en savourant chaque instant... et en restant attentif à votre corps lorsqu'il vous indique quand il est satisfait... Vous sentez que vous mangez juste ce qu'il vous faut... ni trop... ni trop peu... Vous avez le contrôle total... et vous vous sentez bien... léger... énergisé...

Chaque jour... à chaque repas... vous vous sentez plus connecté à votre corps... plus à l'écoute de vos besoins réels... Vous ressentez une profonde satisfaction de manger ce qui est bon... pour vous... et de vous arrêter quand vous êtes rassasié... Ce sentiment de contrôle et de bien-être devient de plus en plus naturel... jour après jour... c'est de plus en plus facile...

(Métaphore du jardin intérieur)

Imaginez encore que... votre corps est comme un jardin magnifique... Ce jardin... c'est votre espace intérieur... un lieu où vous pouvez semer des graines de santé... d'énergie... et de bien-être... Chaque fois que vous faites le choix de manger des aliments nourrissants... et équilibrés... vous offrez à ce jardin les éléments dont il a besoin pour grandir... et s'épanouir...

Les plantes de ce jardin représentent votre vitalité… votre santé mentale… votre santé physique… Vous pouvez voir que… lorsque vous mangez en pleine conscience… ces plantes deviennent plus fortes… plus robustes… plus belles… Elles grandissent… fleurissent… et vous apportent un sentiment… de bien-être… durable….

Vous savez aussi que parfois… il y a des mauvaises herbes… des habitudes alimentaires moins bonnes… des envies de manger sans faim… Mais vous avez maintenant les outils pour désherber facilement… pour enlever ces mauvaises habitudes… qui n'apportent rien à votre jardin… Et chaque jour… vous renforcez les bonnes habitudes… les gestes qui nourrissent ce jardin de santé…

(Coutre pause, puis renforcement des ressources internes)

À chaque instant… vous avez en vous toutes les ressources nécessaires… pour faire des choix alimentaires plus sains… plus équilibrés… Vous savez que votre corps est votre meilleur allié… qu'il vous envoie les bons signaux… et que vous pouvez l'écouter… Vous êtes maintenant capable de reconnaître la véritable faim… et de faire la différence avec les envies passagères… qui ne sont pas liées à vos besoins réels…

Chaque jour… vous renforcez votre capacité à manger moins… et mieux… Vous ressentez de plus en plus ce sentiment… de contrôle… de sérénité… de bien-être… et vous vous sentez fier de nourrir votre corps avec des aliments qui lui font du bien… et vous appréciez cette nouvelle relation avec la nourriture…

(Courte pause, puis retour progressif)

Prenez encore un moment pour intégrer toutes ces sensations… de calme… de contrôle… et de bien-être dans votre esprit… et dans votre corps… Sentez comme il est agréable de savoir que vous avez maintenant cette capacité à faire des choix alimentaires plus conscients, à manger juste ce qu'il vous faut.

Et lorsque vous serez prêt, prenez une profonde inspiration et commencez doucement à revenir dans cette pièce. Ressentez vos pieds sur le sol, vos mains, votre respiration. Et quand vous le souhaiterez, ouvrez doucement les yeux, en ramenant avec vous ce sentiment de calme, de maîtrise et de bien-être.

| Peur de la hauteur, peur du vide |

(Après l'induction de votre choix)
…

Alors que vous continuez… à vous détendre… imaginez-vous dans un endroit totalement sécurisant… Un lieu où vous vous sentez totalement… calme… détendu… peut-être… dans un paysage naturel… ou un lieu familier… Prenez un instant pour explorer cet endroit… et remarquer les sensations agréables qui y sont associées… peut-être… la chaleur du soleil sur votre peau… une brise douce… ou la sensation de solidité sous vos pieds…

Maintenant… je vais vous inviter à faire… une petite expérience… Imaginez-vous en train de voir une version de vous-même… comme si vous vous observiez de loin… Cette autre version de vous… que vous observez calmement… est sur le point d'expérimenter une situation en hauteur… mais vous… vous restez à distance… en sécurité… en simple… observateur…

En regardant cette autre version de vous-même… remarquez comment elle se comporte dans cette situation… Observez-la… sans jugement… simplement en notant ses réactions… tout en sachant que vous êtes ici… dans cet espace sécurisé… Vous pouvez voir cette version de vous-même gérer la situation... tout en sachant que vous êtes totalement... détendu... et en sécurité... à l'extérieur de la scène...

(Réencodage émotionnel et gestion de la peur)

Maintenant... imaginez que vous pouvez ajuster les émotions... pour cette version de vous-même... que vous observez... Voyez comment... à chaque respiration... cette version de vous peut... relâcher un peu plus sa peur... comme si le simple fait de respirer permettait... de dissiper cette sensation de vertige... Chaque souffle... apporte... plus de calme... et vous pouvez peut-être même voir cette version de vous devenir... plus confiante... plus sereine... progressivement...

Imaginez que... cette peur se dissipe... comme un brouillard qui se lève au soleil... Plus la lumière et la clarté entrent dans la scène... et plus cette version de vous se sent solide... ancrée... calme... même en hauteur... Vous pouvez observer comment... à chaque instant... cette version de vous devient plus forte... plus capable... et plus sereine... comme si elle savait instinctivement comment gérer cette situation...

(Métaphore de l'arbre solide)

C'est comme si vous étiez un arbre... Un grand arbre majestueux... avec des racines profondément ancrées dans la terre... observez cet arbre magnifique... puissant... Peu importe la hauteur de vos branches... vous vous sentez toujours soutenu par ces racines solides... Vous pouvez sentir cette connexion profonde avec la terre... comme une force qui vous soutient... quoi qu'il arrive... Plus vous grandissez... et plus vous vous élevez... mais plus vos racines vous donnent stabilité... et confiance...

Vous pouvez être très haut... et en même temps... vous êtes toujours profondément enraciné... dans cette sécurité... Vous êtes stable... fort... et rien ne peut vous faire perdre cet équilibre... Chaque fois que vous serez en hauteur... vous pourrez vous rappeler cette sensation d'être ancré... solide... en sécurité... comme cet arbre...

(Visualisation positive)

Alors maintenant... imaginez-vous dans une situation où vous êtes en hauteur... mais cette fois-ci... avec un sentiment de calme... et de confiance... Peut-être sur un balcon... en haut d'une échelle... au sommet d'une montagne... ou dans un ascenseur qui monte... Vous pouvez sentir cette sécurité intérieure... comme si vous portiez en vous... cette sensation de solidité... Vous êtes calme... en contrôle... et vous respirez facilement... Chaque respiration vous connecte à cette confiance... et à cette stabilité... peu importe la hauteur...

Vous pouvez imaginer que la vue d'en haut devient une source de fascination... de beauté... Vous observez l'horizon avec sérénité... en sentant que vous êtes complètement en sécurité dans votre corps... et dans votre esprit... Votre esprit est clair... et chaque sensation de hauteur est vécue avec curiosité plutôt que crainte... Ce magnifique sentiment de confiance... grandit à chaque moment... et vous savez que vous pouvez revenir à ce calme... à tout instant...

(Ressources internes)

Vous avez en vous toutes les ressources nécessaires pour gérer les hauteurs... pour rester calme... et en sécurité... Chaque jour qui passe... vous devenez... de plus en plus confiant... face à ces situations... en sachant que votre corps... et votre esprit... savent comment... se détendre... comment rester centré... et serein...

À partir de maintenant... chaque fois que vous serez confronté à une hauteur... vous pourrez vous rappeler cette solidité... ce calme... cette confiance... profonde... Vous êtes comme cet arbre aux racines solides... toujours ancré... toujours stable... peu importe la hauteur à laquelle vous vous trouvez...

(Courte pause, puis retour progressif)

Prenez tout le temps qu'il vous faut pour intégrer cette sensation de calme... et de sécurité... Et quand vous vous sentirez prêt, vous pourrez doucement revenir dans la pièce. Prenez une profonde inspiration, sentez la présence de votre corps, vos pieds bien ancrés au sol, et quand vous serez prêt, ouvrez doucement les yeux, en ramenant avec vous ce sentiment de calme et de confiance.

Les mp3

De nombreuses séances d'autohypnose sont disponibles au format mp3 sur mon site internet PhilippeKorn.fr

Vous pouvez ainsi les trouver prêtes à être écoutées et disponibles pour les emporter partout avec vous.

Il suffit de recopier ce lien :

https://www.philippekorn.fr/autohypnose-mp3

Ou de flasher ce QR code :

Crédits images

Photo de couverture :
Pixabay.com

Page 306 :
123rf-microone

Autres images
générées par Dall-E

Index

	Scripts	Page
01	Activation des chakras	296
02	Addiction à la malbouffe	349
03	Addiction au jeu	376
04	Addiction au sucre	249
05	Addiction au sucre (variante)	254
06	Addiction aux écrans	371
07	Alcool, hypnose aversive	221
08	Alcool, réduire sa consommation	215
09	Angoisses	104
10	Apaiser l'enfant intérieur	258
11	Arrêter de fumer	236
12	Arrêter de fumer, hypnose aversive	230
13	Blessure d'abandon	132
14	Blessure d'humiliation	139
15	Blessure d'injustice	153
16	Blessure de rejet	159
17	Blessure de trahison	146
18	Bruxisme	387
19	Claustrophobie	165
20	Confiance en soi	182
21	Confiance en soi, version longue	187
22	Deuil	70
23	Deuil, dialogue avec la personne disparue	70
24	Douleur aiguë	361
25	Douleur chronique	356
26	Gestion des émotions	393
27	Ho'oponopono	313
28	Hyperempiria, connexion à l'Univers	195

29	Hyperempiria, voyage dans l'univers	210
30	Hyperempiria, voyage sensoriel	204
31	Hypnose profonde, état Esdaile	319
32	Lever les obstacles inconscients	307
33	Manger mieux, manger moins	396
34	Manger ses émotions	329
35	Paix intérieure	109
36	Paix intérieure (version longue)	115
37	Perte de libido	335
38	Peur de conduire sa voiture	177
39	Peur de l'avion	292
40	Peur de l'eau	287
41	Peur de la hauteur, peur du vide	401
42	Peur de parler en public	171
43	Pipi au lit, énurésie	266
44	Pleine conscience, mindfulness	271
45	Préparation mentale	276
46	Problème d'érection	339
47	Procrastination	282
48	Renforcer ses capacités d'apprentissage	381
49	Ruminations, pensées inutiles	63
50	S'endormir maintenant, insomnie	262
51	Se ronger les ongles, hypnose aversive	226
52	Sommeil, insomnies	124
53	Syndrome de l'imposteur	366
54	Training autogène, 1er script, débutant	84
55	Training autogène, 2ème script, débutant	93
56	Training autogène, 3ème script, intermédiaire	97

57	Training autogène, 4ème script, intermédiaire	100
58	Training autogène, 5ème script, avancé	102
59	Trouble Obsessionnel Compulsif, TOC	241
60	Trouble Obsessionnel Compulsif, TOC (variante)	245
61	Vaginisme	344

Sur internet :

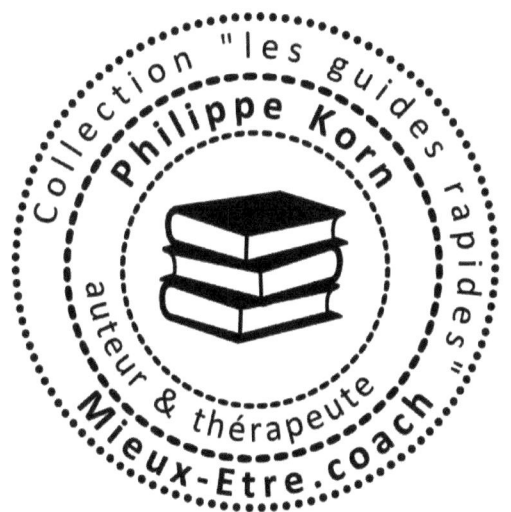

En application de l'art. L.137-2.-I. du code de la propriété intellectuelle, toute reproduction et/ou divulgation de parties de l'oeuvre dépassant le volume prévu par la loi est expressément interdite.

© Philippe Korn, 2024, Vulbens

Édition : BoD · Books on Demand GmbH, In de Tarpen 42, 22848 Norderstedt (Allemagne)
Impression : Libri Plureos GmbH, Friedensallee 273, 22763 Hamburg (Allemagne)

ISBN : 978-2-3224-9738-6
Dépôt légal : Novembre 2024